Dr. med. Harro Jenss /
Prof. Dr. med. Franz Hartmann

Morbus Crohn und Colitis ulcerosa

INFORMATIONEN UND RATSCHLÄGE

Mit 25 Abbildungen

PIPER MÜNCHEN
CHAPMAN & HALL WEINHEIM

SERIE GESUNDHEIT
PIPER/C&H

Dr. med. Harro Jenss
Krankenhaus-Spitalfond
Abt. Innere Medizin
Kaiserstr. 95
79761 Waldshut-Tiengen

Prof. Dr. med. Franz Hartmann
St. Marien-Krankenhaus
Medizinische Klinik
Richard-Wagner-Str. 14
60318 Frankfurt am Main

In diesem Buch enthaltene Dosierungsangaben wurden mit aller Sorgfalt überprüft. Dennoch übernehmen Autoren und Verlage – auch im Hinblick auf mögliche Druckfehler – keine Gewähr für die Richtigkeit. Dem Leser wird empfohlen, sich vor einer Medikation in jedem Fall über Indikationen, Kontraindikationen und Dosierung anhand des Beipackzettels oder anderer Unterlagen des Herstellers zu unterrichten. Das gilt insbesondere bei selten verwendeten oder neu auf den Markt gekommenen Präparaten.

ISBN 3-492-11832-1
Neuausgabe Oktober 1993
2. Auflage, 9.–18. Tausend September 1994
R. Piper GmbH & Co. KG, München

Umschlag: Federico Luci
Gesamtherstellung: Clausen & Bosse, Leck
Printed in Germany

Inhalt

Vorwort

Die erste Konfrontation mit der Diagnose »Morbus Crohn« oder »Colitis ulcerosa« löst bei den Betroffenen zunächst Unsicherheit, Angst und Sorge aus. Da es sich um seltene Erkrankungen handelt, sind ihnen diese Krankheitsbilder zumeist gänzlich unbekannt.

Viele Fragen drängen sich auf:

- Was bedeutet diese Erkrankung für den einzelnen? Was verbirgt sich dahinter?
- Welchen Verlauf nimmt sie, und welche Komplikationen können auftreten?
- Ist eine Heilung bei diesen »chronischen Darmerkrankungen« möglich?
- Wie häufig ist die Krankheit? Wird sie vererbt? Muß mit einem erhöhten Krebsrisiko gerechnet werden?
- Welche Behandlungsmöglichkeiten stehen zur Verfügung? Gibt es eine spezielle Diät oder Ernährungsrichtlinien?
- Welchen Stellenwert hat eine chirurgische Behandlung? Wann kommt diese in Betracht?
- Bestehen bei Morbus Crohn oder Colitis ulcerosa Einwände gegen eine Schwangerschaft?
- In welcher Weise muß der Patient seine Lebensgewohnheiten ändern? Kann er weiter seinen bisherigen Tätigkeiten und Interessen nachgehen?

Trotz großer Anstrengungen ist es bis heute nicht gelungen, die Ursache der chronisch entzündlichen Darmerkrankungen aufzuklären. Ob sie durch Viren, Bakterien, Konservierungsstoffe, zu zuckerreiche und ballaststoffarme Nahrung, psychogene Einflüsse oder auch eine Kombination mehrerer Faktoren hervorgerufen werden, ist (noch) nicht geklärt. Diese offenen Fragen machen die Orientierung für die Betroffenen noch schwieriger.

Die Tätigkeit in der großen »Crohn- und Colitis-Sprechstunde« der Medizinischen Universitätsklinik in Tübingen hat uns immer wieder gezeigt, wie wichtig es ist, die Patienten umfassend über Wesen und Verlauf der beiden Erkrankungen aufzuklären. Nur unter diesen Voraussetzungen ist eine enge Zusammenarbeit zwischen Patienten, Hausärzten und den Ärzten, die sich intensiv mit dieser Krankheit beschäftigen, möglich; nur so verstehen die Betroffenen die Notwendigkeit einer regelmäßigen ärztlichen Betreuung, regelmäßiger Untersuchungen und vor allem auch einer länger dauernden medikamentösen Behandlung. Dieses »Patientenbuch« beantwortet verständlich die wichtigsten Fragen und vermittelt gesichertes Wissen über die beiden Krankheiten. Wir haben bewußt eine Auswahl von Fachpublikationen zitiert, aus denen ersichtlich wird, auf welche Untersuchungen und Veröffentlichungen wir uns bei unseren Aussagen stützen.

In einem gesonderten Kapitel wird auf die Möglichkeiten und Aufgaben von Selbsthilfegruppen hingewiesen, da diese nach unserer Meinung für viele Patienten eine Ergänzung zum individuellen Arzt–Patienten-Verhältnis darstellen. Im Anhang finden sich Angaben über Informationsschriften für Patienten und Erklärungen von Fachausdrücken, die im Zusammenhang mit den beiden Erkrankungen immer wieder benutzt werden.

In diesem Buch werden viele Aspekte der beiden Krankheitsbilder erörtert. Der Leser sollte dies jedoch nicht mißverstehen und nun bei seinem Krankheitsverlauf mit sämtlichen beschriebenen Komplikationen rechnen.

Manche Fragen, insbesondere zu sozialen und psychischen Problemen, die mit diesen Erkrankungen verbunden sind, bleiben unbeantwortet. Diese persönlichen Probleme sollten in Einzelgesprächen mit dem Arzt des Vertrauens diskutiert werden. Ebenso müssen individuelle Probleme der Behandlung in Abhängigkeit von der jeweiligen Situation entschieden werden.

Gemeinsames Bestreben von Arzt und Patient muß es sein, die Aktivität der Erkrankung soweit wie möglich zurückzudrängen. Das ist heute bei einer großen Zahl von Patienten möglich, so daß die Betroffenen mit ihrer Krankheit leben und ihre körperlichen und geistigen Aktivitäten fortführen können und so ihr Leben nicht ausschließlich vom Morbus Crohn oder der Colitis ulcerosa bestimmen lassen müssen.

Tübingen und Frankfurt, Frühjahr 1993

Harro Jenss
Franz Hartmann

Medikamentenauswahl

Im Text werden die Medikamente lediglich mit ihrem internationalen Freinamen und nicht mit dem Handelsnamen erwähnt. Die folgende Tabelle soll die Orientierung erleichtern. In alphabetischer Reihenfolge werden zunächst die Freinamen aufgeführt, daneben die jeweiligen Handelsnamen sowie die Handelsform der Medikamente. Es werden alle jene Präparate erwähnt, die in der Behandlung von Morbus Crohn oder Colitis ulcerosa Anwendung finden, aber auch Substanzen, deren genauer therapeutischer Stellenwert noch durch größere klinische Untersuchungen definiert werden muß. In der Liste finden sich nur im Handel befindliche Präparate.

Internationaler Freiname	Handelsname	Handelsform
Azathioprin	Imurek	Tbl. (25/50 mg)
Betamethason	Betnesol Rektal-Instillation	Klysma (5 mg)
Colestyramin	Quantalan 50	Pulver (4 g)
Cyanocobalamin (Vit. B_{12})	Cytobion	Amp. (1000 µg)
	Vitamin B_{12}	Amp. (1000 µg)
Eisen (II)-glycin-sulfat	ferro sanol duodenal	Kps. (100 mg)
	ferro sanol	Drg. (40 mg)
Eisen (II)-sulfat	Eryfer	Kps. (50 mg)
	Ferro 66 DL	Drg. (100 mg)
Eisen (II)-fumarat	Ferrum Hausmann	Kps. (100 mg) Sirup, Trpf.

Internationaler Freiname	Handelsname	Handelsform
Folsäure	Folsäure biosyn	Tbl. (5 mg)
	Folsan	Tbl. (5 mg)
Hydrocortisonacetat	Colifoam Rektal-schaum	Schaum (2 g)
Hydroxycobalamin (Vit. B_{12})	Aquo-Cytobion 500	Amp. (500 µg)
Loperamid	Imodium	Kps. (2 mg)
		Trpf.
	Aperamid	Kps. (2 mg)
	Lopedium	Kps./Trpf.
Mesalazin (5-Aminosalicylsäure)	Asacolitin	Tbl. (400 mg)
	Claversal mite	Tbl. (250 mg)
	Claversal N	Tbl. (500 mg)
	Claversal S	Supp. (250 mg)
	Pentasa	Tbl. (250 mg)
		Klysma (1 g)
	Salofalk 250	Tbl. (250 mg)
	Salofalk 500	Tbl. (500 mg)
	Salofalk 250 Supp.	Supp. (250 mg)
	Salofalk Klysmen	Klysma (4 g)
Methylprednisolon	Medrate	Tbl. (4 mg)
	Predni-M-Tablinen	Tbl. (4 mg)
	Urbason	Tbl. (4/8/16/40 mg)
Metronidazol	Arilin	Tbl. (250/500 mg)
	Clont	Tbl. (400 mg)
	Flagyl 400	Tbl. (400 mg)
Olsalazin	Dipentum	Kps. (250 mg)
Prednisolon	Decaprednil	Tbl. (5/20 mg)
	Decortin H	Tbl. (5/20/50 mg)
	Deltacortril	Tbl. (5 mg)
	duraprednisolon	Tbl. (5 mg)
	hefasolon	Tbl. (5 mg)
	Predni-H-Tablinen	Tbl. (5/50 mg)
Prednison	Decortin	Tbl. (5/50 mg)
	Prednison	Tbl. (5/20 mg)
	Ultracorten	Tbl. (5/50 mg)

Internationaler Freiname	Handelsname	Handelsform
Sulfasalazin (Salazosulfapyridin) (SASP)	Azulfidine	Tbl. (500 mg) Drg. (500 mg) Supp. (500 mg) Klysma (3 g)
	Colo-Pleon	Dünndarmlös. Drg. (500 mg)
	Colo-Pleon ML	Magensaftlös. Drg. (500 mg)
	Colo-Pleon Klysma	Klysma (3 g)

Tbl. Tabletten; Drg. Dragees; Kps. Kapseln; Supp. Zäpfchen (Suppositorien); Trpf. Tropfen; Amp. Ampullen (Injektionslösung); Klysma (Einlauf)

1 Was bedeutet Morbus Crohn?

T. K. Dalziel berichtete 1913 von einer Erkrankung, die mit entzündlichen Veränderungen der letzten Dünndarmschlinge (des terminalen Ileums) einherging und alle Wandschichten des Darmes erfaßte. 19 Jahre später, 1932, beschrieben der New Yorker Arzt Burrill B. Crohn und seine Kollegen Leon Ginzburg und Gordon D. Oppenheimer ein eigenständiges Krankheitsbild, das sie »Regional Ileitis« (regionale Entzündung des terminalen Ileums) nannten.

Übersetzt lautet der Beginn dieser Krankheitsbeschreibung:

- »Wir beschreiben in ihren krankhaften und klinischen Einzelheiten eine Erkrankung des unteren Abschnitts des Dünndarms, die besonders junge Erwachsene betrifft; sie ist durch eine chronische, vernarbende Entzündung gekennzeichnet. Die entstehenden Geschwüre der Darmschleimhaut werden von einer bindegewebigen Reaktion der Darmwand begleitet, ein Prozeß, der zu einer Einengung des Darmquerschnitts (Darmlumens) führen kann. Außerdem kann es zur Entstehung von Fisteln kommen.«

Diese so charakterisierte Krankheit (Morbus) wurde später nach ihrem Beschreiber B. B. Crohn benannt. In späteren Jahren stellte sich heraus, daß beim »Morbus Crohn« nicht nur die letzte Dünndarmschlinge erkrankt, sondern der gesamte Magen-Darmtrakt in einzelnen Abschnitten betroffen sein kann.

REGIONAL ILEITIS

A PATHOLOGIC AND CLINICAL ENTITY

BURRILL B. CROHN, M.D.
LEON GINZBURG, M.D.
AND
GORDON D. OPPENHEIMER, M.D.
NEW YORK

We propose to describe, in its pathologic and clinical details, a disease of the terminal ileum, affecting mainly young adults, characterized by a subacute or chronic necrotizing and cicatrizing inflammation. The ulceration of the mucosa is accompanied by a disproportionate connective tissue reaction of the remaining walls of the involved intestine, a process which frequently leads to stenosis of the lumen of the intestine, associated with the formation of multiple fistulas.

Titel und Beginn der Originalarbeit von B. B. Crohn und Mitarbeitern (Journal of the American Medical Association Vol. 99, 1932, S. 1323–1328).

Die Erkrankung hat folgende Kennzeichen:

- Sie betrifft besonders junge Erwachsene zwischen dem 16. und 30. Lebensjahr; allerdings können auch – sehr viel seltener – Kinder und ältere Erwachsene betroffen sein (vgl. Abb. 1-1). Männer und Frauen erkranken etwa gleich häufig.

- Die Erkrankung ist durch eine chronisch vernarbende Entzündung aller Darmwandschichten gekennzeichnet; sehr häufig sind der letzte Abschnitt des Dünndarms (terminales Ileum) und die Übergangsregion Dünn-/Dickdarm (Ileozökalregion) entzündlich verändert. Grundsätzlich kann die Erkrankung abschnittsweise den gesamten Magen-Darmtrakt vom Mund bis zum Darmausgang (Anus, After) befallen (vgl. Abb. 1-2). Charakteristisch bei dieser Erkrankung

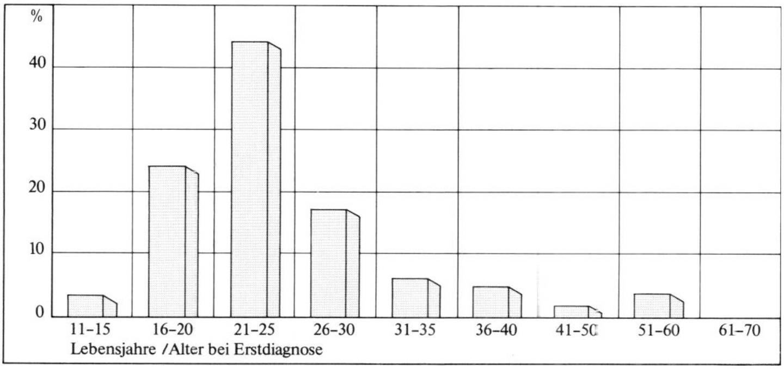

Abb. 1-1: Lebensalter von 100 unausgewählten Patienten der Tübinger »Crohn-Sprechstunde« zum Zeitpunkt der Erstdiagnose »Morbus Crohn«

ist, daß jeweils nur einzelne Abschnitte verändert sind und gesunde Segmente dazwischenliegen. So können die durch die Entzündung hervorgerufenen Schleimhautveränderungen (z. B. Geschwüre) von völlig normaler Schleimhaut umgeben sein. Auch die feingeweblichen Veränderungen finden sich herdförmig diskontinuierlich angeordnet.

- Der Morbus Crohn verläuft in sogenannten »Entzündungsschüben«; es wechseln dabei Phasen geringer Beschwerden mit Phasen erhöhter Krankheitsaktivität ab. Die Dauer der »freien Intervalle«, der Zeitpunkt des Einsetzens verstärkter Beschwerden und der Zunahme der Krankheitsaktivität können nicht vorhergesehen werden. Welche Faktoren den Verlauf bestimmen, ist bisher unbekannt.

- Die Erkrankung kann von einer Reihe außerhalb des Magen-Darmtrakts gelegener, sogenannter extraintestinaler Veränderungen begleitet sein; damit werden entzündliche Erkrankungen an Haut, Augen, Gelenken, Wirbelsäule bezeichnet, die als Begleiterscheinungen einer allgemeinen Reaktion des Organismus beim Morbus Crohn aufgefaßt werden können.

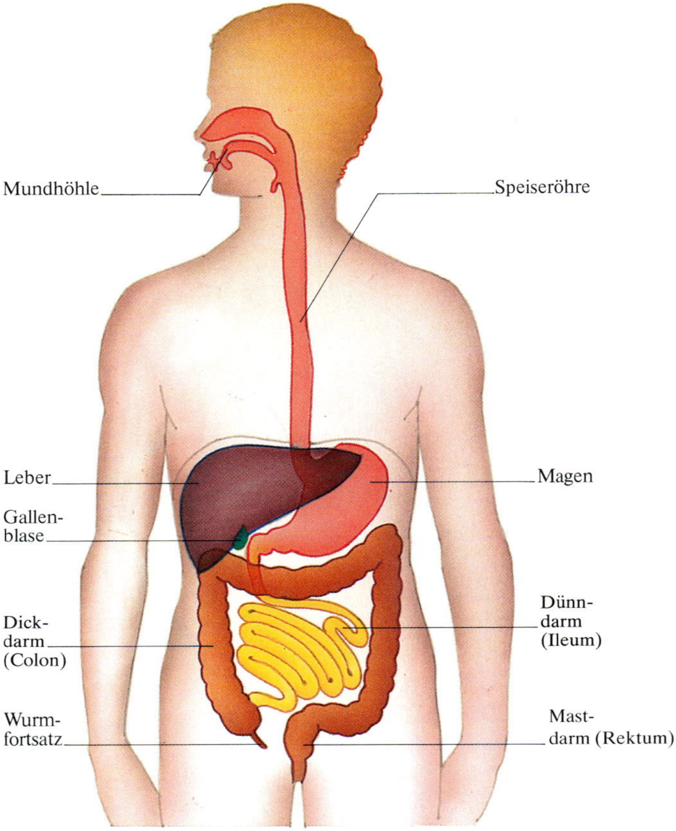

Abb. 1-2: Der normale Verdauungstrakt des Menschen

- Die befallenen Darmabschnitte können durch die chronische Entzündung so verändert werden, daß durch Vernarbungen und Verdickungen der Wand der Darm so eng wird, daß dadurch die Passage des Darminhalts behindert ist.

- Immer wieder auftretende Bauchschmerzen, Durchfälle, Fieber unklarer Ursache, Gewichtsabnahme, Blutarmut und verminderter Appetit sind typische Zeichen (Symptome) dieser Krankheit. Plötzlich auftretende Fisteln im Afterbereich können ein erster Hinweis für einen Morbus Crohn sein.

- Die Erkrankung kann sich langsam und schleichend entwikkeln. Nicht selten beginnt sie mit uncharakteristischen Bauchbeschwerden, Durchfallepisoden oder wiederkehrendem Fieber, das zunächst ungeklärt bleibt.

- Die Ursache der Erkrankung ist bisher nicht geklärt. Die Erkennung der Krankheit (Diagnose) muß sich deshalb aus den Erscheinungsformen des Morbus Crohn ableiten.

Seit der ersten Beschreibung des Krankheitsbildes durch B. B. Crohn 1932 ist diese Erkrankung mit verschiedenen anderen Begriffen gekennzeichnet worden. Alle Begriffe meinen jedoch dieselbe Erkrankung, sie unterscheiden lediglich nach der jeweiligen Lokalisation im Magen-Darmtrakt oder beinhalten weitere Charakteristika des Krankheitsbildes. Allgemein ist die Bezeichnung »Morbus Crohn« akzeptiert, sie erscheint auch bis zum heutigen Tage sehr geeignet.

Enteritis regionalis Regionale, d. h. auf einzelne Abschnitte des Dünndarms begrenzte Entzündung. Mit diesem Begriff wird darauf verwiesen, daß einzelne Abschnitte des Dünndarms mit dazwischen liegenden gesunden Darmsegmenten befallen sein können.

Ileitis terminalis Entzündung des unteren Drittels des Dünndarms. Dieser Begriff umschreibt das häufige Vorkommen einer begrenzten Entzündung im unteren Dünndarm. Allerdings kann auch der gesamte Dünndarm abschnittsweise betroffen sein.

Enterocolitis Crohn Diese Bezeichnung spiegelt die Tatsache wider, daß Anteile des Dünn- und Dickdarms gleichzeitig entzündlich verändert sein können.

Colitis granulomatosa Im Unterschied zur Colitis ulcerosa, die an anderem Orte besprochen wird, ist die Entzündung des Dickdarms beim Morbus Crohn gar nicht selten durch charakteristische feingewebliche Veränderungen bestimmt, nämlich das Vorhandensein bestimmter, unter dem Mikroskop sichtbarer Ansammlungen von Zellen (Granulomen).

Zusammenfassung

Der Begriff Morbus Crohn oder Crohn-Krankheit bezeichnet eine chronisch entzündliche Darmerkrankung, die alle Wandschichten des Darms erfaßt, deren Ursache bis heute ungeklärt ist und die durch Bauchschmerzen, Durchfall, Gewichtsabnahme, Fieber und Blutarmut in Erscheinung treten kann. Durch die vernarbende Entzündung kann es zur Verengung des Darmquerschnitts (Darmlumens) kommen. Am häufigsten ist die letzte Dünndarmschlinge (terminales Ileum) betroffen; grundsätzlich können abschnittsweise Dünn- und Dickdarm, Mastdarm und Darmausgang entzündlich verändert sein, selten sind Zwölffingerdarm, Magen, Speiseröhre oder Mund befallen.

2 Was versteht man unter Colitis ulcerosa?

Wörtlich übersetzt bedeutet der Begriff Colitis ulcerosa eine mit Geschwürsbildung (Ulcera) einhergehende Entzündung des Dickdarms. Wie der Morbus Crohn ist die Colitis ulcerosa eine *chronisch entzündliche Darmerkrankung* unbekannter Ursache. Sie ist jedoch auf den Dickdarm beschränkt und befällt nur die oberflächlichen Schichten der Darmwand, insbesondere die Dickdarmschleimhaut, und erfaßt nicht, wie beim Morbus Crohn, alle Wandschichten des Darms.

Die Erkrankung beginnt in der Regel mit entzündlichen Schleimhautveränderungen im Mastdarm (Rektum), kann jedoch von dort kontinuierlich auf andere Abschnitte des Dickdarms, sogar auf seine gesamte Länge übergreifen. Nicht selten bleibt die Entzündung nur auf den Mastdarm (Proktitis) beschränkt, während der übrige Dickdarm eine unveränderte, normale Schleimhaut aufweist. Die befallene Schleimhaut ist diffus gerötet und zeigt oberflächliche Geschwüre.

Die Colitis ulcerosa verläuft schubweise, Phasen geringer oder fehlender Beschwerden wechseln sich mit Zeiten erhöhter Krankheitsaktivität ab (Auftreten von Durchfällen, Bauchschmerzen vor der Stuhlentleerung, Blut im Stuhl). Im Vordergrund der Beschwerden stehen blutige und schleimige Durchfälle, die in ihrer Ausprägung vom Ausmaß des Dickdarmbefalls abhängig sind. Oft stehen dabei häufige, teilweise schmerzhafte Stuhlentleerungen mit kleinen Mengen blutig-schleimigen Stuhls im Vordergrund. Eine Entzündung des gesamten Dickdarms kann zu schweren, sehr häufigen Durchfällen führen, die mit beträchtlichem Blutverlust, Fieber, Gewichtsabnahme und Eiweißverlust einhergehen können.

Welche Faktoren die unterschiedlichen Krankheitsverläufe und die Ausprägung der Erkrankung im einzelnen beeinflussen, ist bisher nicht bekannt.

Als Ausdruck der Erkrankung des gesamten Organismus können außerhalb des Darmtrakts Krankheitszeichen auftreten, die als extraintestinale Manifestationen bezeichnet werden; Augen, Haut, Gelenke und Gallenwege können hierbei betroffen sein.

Wenn sich auch Morbus Crohn und Colitis ulcerosa hinsichtlich des Charakters der Erkrankung, ihrer Ausdehnung und der feingeweblichen Kennzeichen unterscheiden, so weisen sie doch oft ein ähnliches Beschwerdebild und ähnliche Komplikationen auf. Erst durch bestimmte diagnostische Maßnahmen läßt sich in aller Regel eine Unterscheidung zwischen diesen beiden Darmerkrankungen treffen.

Zusammenfassung

Bei der Colitis ulcerosa handelt es sich um eine entzündliche Dickdarmerkrankung unbekannter Ursache, die in aller Regel im Mastdarm beginnt, sich jedoch kontinuierlich auf alle Abschnitte des Dickdarms ausdehnen kann. Das Beschwerdebild ist durch blutig-schleimige Durchfälle und Bauchschmerzen vor und während der Stuhlentleerung gekennzeichnet.

3 Wie macht sich der Morbus Crohn bemerkbar?

Im Zusammenhang mit der Entwicklung des Morbus Crohn stellen sich folgende Fragen:

- Welche Beschwerden stehen am Beginn der Erkrankung?
- Gibt es »spezifische Beschwerden«, die auf einen Morbus Crohn hindeuten?
- Wann muß man an einen Morbus Crohn denken?

Der genaue Beginn der Crohn-Krankheit ist häufig nicht auszumachen. Unbestimmte Bauchschmerzen und über längere Zeit nur gelegentlich auftretende Durchfälle können erste Hinweise auf den Morbus Crohn sein. Bei Blutuntersuchungen können eine beschleunigte Blutsenkung, eine leichte Vermehrung der weißen Blutkörperchen oder eine geringe Blutarmut auffallen, ohne daß diese Veränderungen sogleich an einen Morbus Crohn denken lassen. Häufig zieht sich die Erkrankung zunächst unbemerkt über eine längere Zeit, manchmal über Jahre hin. Nicht selten wird erst nach gewissen »Irrwegen« die Diagnose gestellt. Allerdings kann der Morbus Crohn durch die heutigen diagnostischen Möglichkeiten, sofern diese frühzeitig und systematisch zur Anwendung kommen, erkannt werden.

Bauchschmerzen müssen nicht notwendigerweise im Vordergrund stehen. Unklare Gewichtsabnahme mit Abmagerung, immer wiederkehrende Temperaturanstiege ohne eindeutige Ursache, Gelenkschmerzen, Hauterkrankungen und wiederholte Augenentzündungen ohne genaue Ursache können am Beginn dieser Erkrankung stehen.

Der Morbus Crohn kann auch unter dem Bild einer akuten »Blinddarmentzündung« beginnen; bei der dann durchgeführten Operation wird eine entzündlich veränderte letzte Dünndarmschlinge (terminales Ileum) festgestellt. Plötzlich entstehende Eiteransammlungen (Abszesse) oder eine im Bereich des Afters auftretende Fistel können auf die Erkrankung hinweisen.

Am häufigsten treten als erste Zeichen der Crohn-Krankheit Bauchschmerzen, breiige bis flüssige, manchmal schmerzhafte Durchfälle auf; die Zahl der Stuhlgänge kann bis auf 10 oder 15 am Tag ansteigen. Blutbeimengungen sind beim Morbus Crohn weniger häufig als bei der Colitis ulcerosa. Begleitend können erhöhte Temperaturen, Blutarmut sowie rasche Gewichtsabnahme auftreten. Die Bauchschmerzen werden häufig in der Nabelregion oder im rechten Unterbauch empfunden; sowohl Schmerzen als auch Durchfälle folgen häufig kurz nach den Mahlzeiten. Appetitverlust, allgemeines Unwohlsein, Übelkeit und Erbrechen können hinzukommen. Die Beschwerden entwickeln sich in der Regel außerordentlich langsam. Auf Phasen mit mäßigen Beschwerden folgen beschwerdefreie Intervalle. Als frühe Zeichen des Morbus Crohn können auch vielfältige Veränderungen der Afterregion auftreten, die zunächst an ein Hämorrhoidalleiden denken lassen, jedoch bei genauerer Untersuchung in kleinen, schmerzhaften Schleimhauteinrissen (Fissuren) oder Fisteln (krankhafte Verbindung, z. B. vom Mastdarm zur Haut nahe des Afters) bestehen.

Bauchschmerzen und sporadisch auftretende Durchfälle stellen zunächst keine spezifischen Beschwerden dar, die unmittelbar auf einen Morbus Crohn hinweisen. Insbesondere bei isoliertem kurzstreckigem Dünndarmbefall verstreichen in der Regel mehrere Monate bis zu 3 Jahren, bevor die richtige Diagnose gestellt wird. Bei einem Befall des Dickdarms mit blutigen Stuhlgängen und möglicherweise früh auftretenden Veränderungen der Afterregion wird die Diagnose in der Regel früher gestellt, da diese Befunde zu einer frühzeitigeren Diagnostik führen.

Zusammenfassung

Der Beginn des Morbus Crohn wird häufig nicht bemerkt, da er entweder mit nur geringen oder unspezifischen Beschwerden einhergeht. In der Regel verstreicht einige Zeit, bis die Diagnose gestellt wird; heute gelingt es jedoch in der Regel durch frühzeitigen und gezielten Einsatz der diagnostischen Möglichkeiten, den Morbus Crohn zu einem frühen Zeitpunkt zu erkennen.

Im Vordergrund stehen häufig als erste Beschwerden Bauchschmerzen, Durchfälle, Gewichtsabnahme, seltener unklares Fieber.

Plötzlich auftretende Veränderungen im Afterbereich (Abszesse, Fisteln), Blutbeimengungen im Stuhl und immer wiederkehrende Durchfälle sollten immer an eine chronisch entzündliche Darmerkrankung denken lassen und Anlaß zu sorgfältigen Untersuchungen sein.

4 Was liegt den Beschwerden zugrunde?

Da die *ersten Symptome* der Crohn-Krankheit uncharakteristisch sind, werden sie häufig weder von den Betroffenen noch von dem eventuell konsultierten Arzt in einen Zusammenhang mit einer chronisch entzündlichen Darmerkrankung gebracht. Werden jedoch z. B. im Rahmen einer Spiegelung des Dickdarms (Endoskopie) Gewebeproben entnommen, so können diese unter dem Mikroskop entzündliche Veränderungen, gelegentlich sogar haufenförmige Ansammlungen sogenannter epitheloider Zellen, die für die Crohn-Krankheit kennzeichnend sind (Granulome), zeigen.

Welche Veränderungen entwickeln sich später?

Mit der weiteren Entwicklung der Erkrankung kommt es zu Geschwürbildungen in einzelnen Abschnitten des Magen-Darmtrakts. Durch Spiegelung oder Röntgenuntersuchung können kleine Schleimhautveränderungen (z. B. Aphthen: kleine, nur wenige Millimeter im Durchmesser messende, meist ovale, oberflächliche Defekte der Schleimhaut, die mit einem gelblich-weißen Fibrinschorf bedeckt sind) entdeckt werden.

Kommt es zu einem weiteren Fortschreiten der Erkrankung, so entwickeln sich ausgedehntere Geschwüre, teilweise mit tiefen Fissuren der Darmschleimhaut (vgl. Abb. 4-1 a, b). Die gesamte Darmwand nimmt an Dicke zu, bedingt durch entzündliche Wassereinlagerung sowie eine die gesamte Darmwand durchsetzende Entzündung. Die Lymphknoten im Bereich der

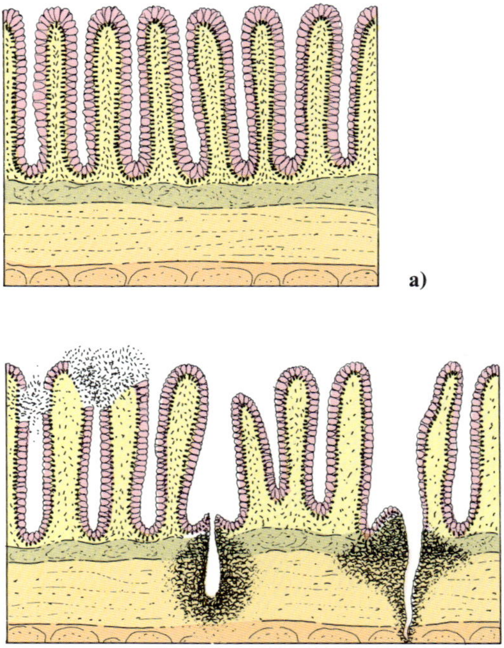
a)
b)

Abb. 4-1 a, b: Schemazeichnung der Veränderungen der Darmschleimhaut beim Morbus Crohn (a normale Schleimhaut, b entzündlich veränderte Schleimhaut mit tiefen Fissuren)

Darmwurzel sind dann ebenfalls entzündlich verändert und nehmen an Größe zu.

Schließlich können narbige und entzündliche Einengungen des Darmlumens entstehen. Durch entzündliche Ausschwitzungen können nebeneinander liegende Darmschlingen verkleben und zu einer Zusammenballung (Konglomerat), z. B. im rechten Unterbauch, führen. Durch die entzündlichen Vorgänge, die die gesamte Darmwand betreffen, können Fisteln entstehen (vgl. Abb. 4-2 a, b). Dabei handelt es sich um Verbin-

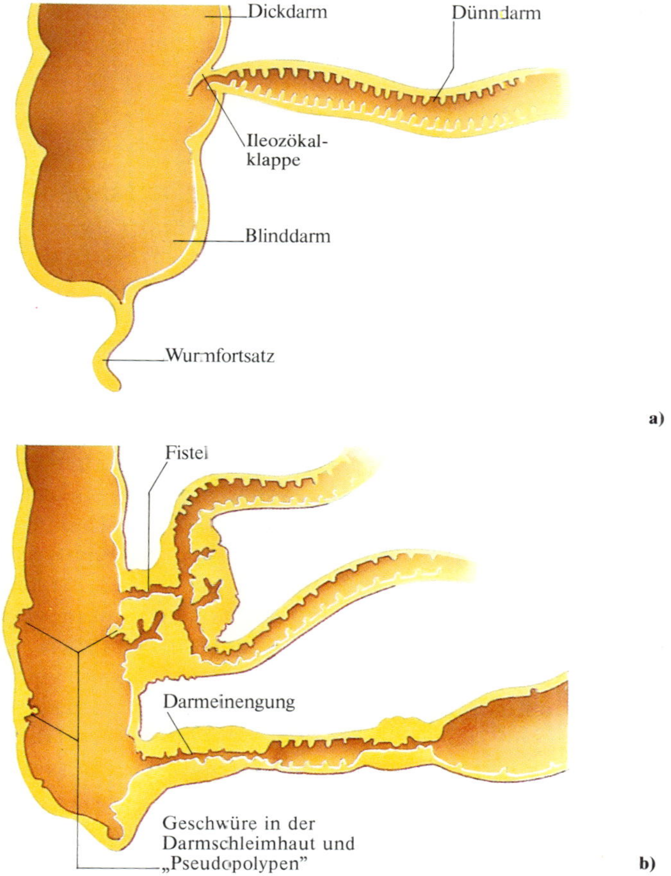

Abb. 4-2 a, b: Veränderungen der Übergangsregion Dünn-/Dickdarm beim Morbus Crohn (a normale Verhältnisse; b Verengung der letzten Dünndarmschlinge, Verklebung einer Dünndarmschlinge mit dem aufsteigenden Schenkel des Dickdarms und Ausbildung einer »inneren Fistel«). Ileozökalklappe: Klappe zwischen Dünn- und Dickdarm

dungen zwischen einzelnen Darmabschnitten, zwischen einzelnen Darmabschnitten und der Haut oder um blind endende Gänge.

Wo werden krankhafte Veränderungen im Magen-Darmtrakt beim Morbus Crohn gefunden?

Die häufigste und bekannteste krankhafte Veränderung beim Morbus Crohn besteht in *Geschwüren, Wandverdickung und Einengung des Darmlumens im* Bereich der letzten Dünndarmschlinge (terminales Ileum) und zwar unmittelbar vor der Mündung des Dünndarms in den Dickdarm (vgl. Abb. 4-3). Am Übertritt vom Dünn- zum Dickdarm findet sich ein klappenförmiger Ventilmechanismus (Ileozökalklappe), der normalerweise das Zurückfließen von Dickdarminhalt in den Dünndarm verhindert. Die Region des Übergangs vom Dünn- zum Dickdarm, einschließlich der beschriebenen Klappe, ist meistens ebenso in den Krankheitsprozeß einbezogen wie die letzte Dünndarmschlinge. Gelegentlich sind nur wenige Zentimeter erkrankt; häufig findet sich jedoch ein krankhaft verändertes Darmsegment über eine Strecke von 10 bis 40 cm. Es kann vorkommen, daß auf diesen veränderten Abschnitt ein gesundes Darmsegment folgt und in einer gewissen Entfernung davon erneut ein krankhaft veränderter Abschnitt beginnt (vgl. Abb. 4-4 u. 4-5).

Die beschriebenen entzündlichen oder geschwürigen Veränderungen können grundsätzlich in allen Abschnitten des Magen-Darmtrakts, vom Mund bis zum Darmausgang, auftreten (vgl. Abb. 4-6).

Auch ein isolierter Befall des Dickdarms kann Ausdruck der Crohn-Krankheit sein und darf nicht mit einer Colitis ulcerosa verwechselt werden.

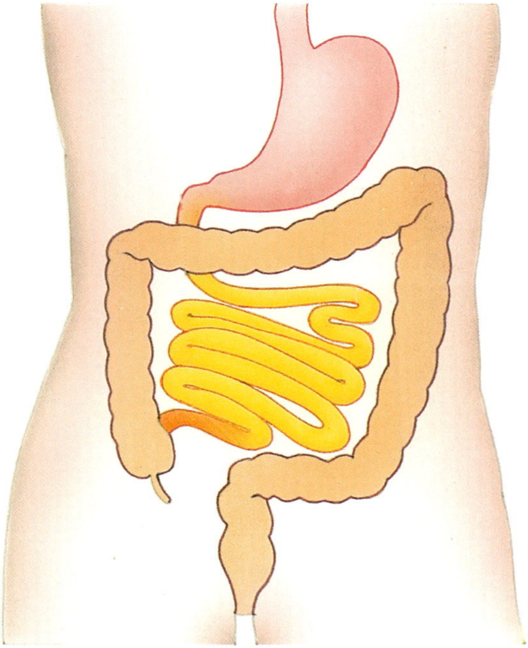

Abb. 4-3: Beispiel für einen isolierten entzündlichen Befall der letzten Dünndarmschlinge beim Morbus Crohn

Welcher Zusammenhang besteht zwischen dem Beschwerdebild und den pathologisch-anatomischen Veränderungen?

Das häufigste Symptom, nämlich breiige, manchmal blutige und wäßrige *Durchfälle* gemeinsam mit Bauchschmerzen, wird durch die entzündlichen Veränderungen der Darmschleimhaut mit Ausscheidung einer entzündlichen Absonderung (Sekret) verursacht. Außerdem kann die entzündete Schleimhaut nicht mehr vollständig ihre Funktionen erfüllen. Im letzten Dünndarmabschnitt werden u. a. die Gallensäuren, die von der Le-

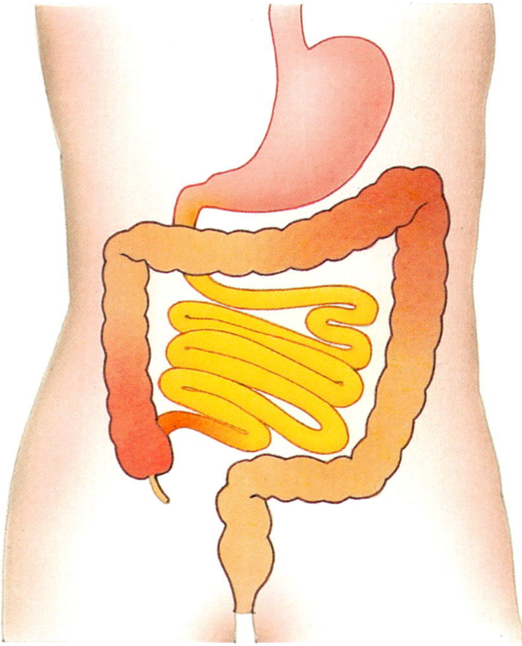

Abb. 4-4: Beispiel für einen entzündlichen Befall der letzten Dünndarmschlinge und zweier Dickdarmsegmente mit dazwischenliegendem gesundem Dickdarmabschnitt

ber über die Galle in den Darm ausgeschieden werden, von der Schleimhaut aufgenommen; wenn die veränderte Schleimhaut diese Aufgabe nicht mehr erfüllen kann, kommt es zu einem vermehrten Durchtritt dieser Gallensäuren in den Dickdarm, wo sie von Bakterien gespalten werden und Durchfälle auslösen können.

Bauchschmerzen treten besonders dort auf, wo ein Darmabschnitt am stärksten krankhaft verändert ist, so im rechten Unterbauch bei krankhaftem Befall der letzten Dünndarmschlinge. Die Schmerzen können durch die entzündlichen Ver-

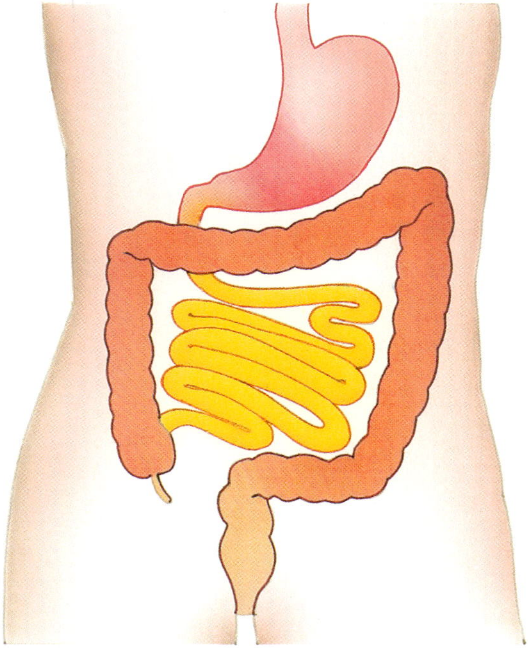

Abb. 4-5: Beispiel für einen entzündlichen Befall des Dickdarms unter Aussparung des Mastdarms bei gleichzeitigem Magenbefall; die letzte Dünndarmschlinge ist nicht entzündlich verändert

änderungen im Darm selbst, durch Bildung von Abszessen, durch Aufstau des Darminhalts vor einer verengten Stelle sowie durch eine Entzündung des Bauchfells verursacht werden. Immer wiederkehrende starke krampfartige (wehenartige) Bauchschmerzen, Appetitverlust sowie Erbrechen deuten auf eine hochgradige Einengung eines Darmabschnitts hin.

Der in über 80 % bei der Crohn-Krankheit beobachtete *Gewichtsverlust* ist im wesentlichen der Entzündung selbst, aber auch einer verminderten Kalorienzufuhr sowie der herabge-

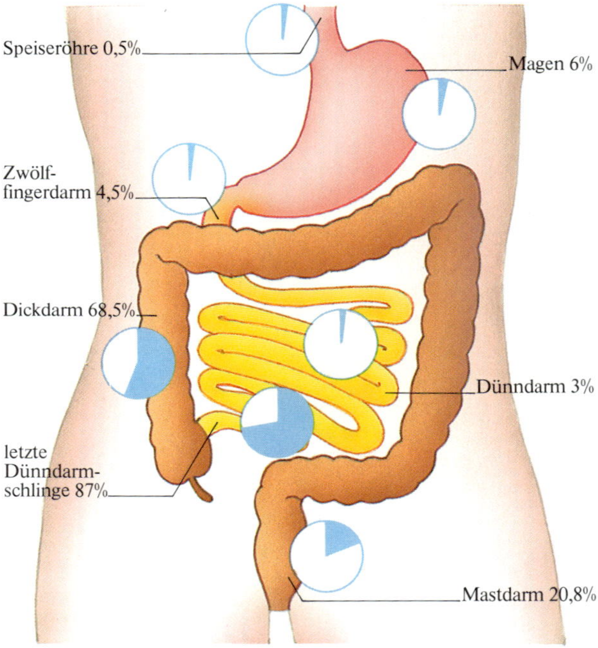

Abb. 4-6: Häufigkeit des entzündlichen Befalls beim Morbus Crohn, bezogen auf den gesamten Magen-Darmtrakt, nach Untersuchung einer großen Patientengruppe

setzten Aufnahme und Ausnutzung des Nahrungsbreies innerhalb des Darmes zuzuschreiben.

Immer wiederkehrende *Temperaturerhöhungen* sind Ausdruck der entzündlichen Aktivität des Morbus Crohn. Sie können aber auch durch Einschwemmung von Darmbakterien über Fisteln und Abszesse oder erkrankte Darmabschnitte verursacht werden.

Das Auftreten von *Fisteln* ist durch die Entzündung bedingt, die sämtliche Darmwandschichten durchdringt. Am häufigsten kommen Fisteln im Bereich des Afters vor; sie können sich aber auch zwischen einzelnen Darmschlingen oder zwischen Darmschlingen und der Haut ausbilden. Ferner können sie zwischen einzelnen Darmabschnitten und inneren Hohlorganen, z. B. der Harnblase, entstehen. Bei Frauen können sich Fistelgänge zwischen dem Mastdarm und der Scheide entwickeln.

In sehr seltenen Fällen führen die entzündlichen Veränderungen zu einem Durchbruch *(Perforation)*, d.h. einer unmittelbaren Verbindung zwischen Darminnerem und Bauchhöhle. Eine solche Komplikation, die sich in der Regel durch plötzlich auftretende heftigste Bauchschmerzen und schwerstes Krankheitsgefühl bemerkbar macht, führt nach kurzer Zeit zu einer sehr gefährlichen, lebensbedrohlichen Bauchfellentzündung und muß umgehend durch eine Operation versorgt werden.

5 Wie verläuft der Morbus Crohn?

Die Crohn-Krankheit ist durch einen sehr *wechselnden Verlauf* gekennzeichnet. Phasen erhöhter Krankheitsaktivität mit verstärkten Beschwerden wechseln mit Zeiten weitgehender Beschwerdefreiheit.

Welche Faktoren im einzelnen zu einer Verschlechterung führen, ist nicht genau bekannt. Die Erkrankung kann über längere Zeit, d. h. über Jahre, ruhen und keinerlei Beschwerden verursachen. Voraussagen, wann ein neuer Entzündungsschub auftritt, sind bislang nicht möglich. Ziel jeder Behandlung ist es, die erhöhte Aktivität der Krankheit weitgehend zu unterdrücken und somit Schmerzen, Durchfälle und Gewichtsabnahme sowie Blutarmut zur Rückbildung zu bringen. Manche Patienten neigen zu häufigeren Entzündungsschüben mit ausgeprägten Beschwerden und Komplikationen. Diese Patientengruppe bedarf der intensiven und anhaltenden medikamentösen Behandlung.

Bei einem ausschließlichen Krankheitsbefall der letzten Dünndarmschlinge oder einem ausschließlich segmentalen Befall des Dickdarms kommt es zu einem günstigeren Krankheitsverlauf als bei gleichzeitigem Befall der letzten Dünndarmschlinge und des gesamten Dickdarms. Auch ohne medikamentöse Behandlung kann es (bei 25–30 % der Betroffenen) zu einer »spontanen« Besserung der Beschwerden kommen.

Da die genaue Ursache der Crohn-Krankheit noch immer nicht bekannt ist, kann von einer »Heilung« nicht gesprochen werden, auch wenn eine stabile Ruhephase der Erkrankung vorliegt. Alle Bestrebungen sind darauf ausgerichtet, eine solche *anhaltende Ruhephase* zu erreichen.

Leider ist die Erkrankung durch Medikamente häufig langfristig nicht zu beherrschen. Im Krankheitsverlauf wird nicht selten eine Operation notwendig, bei der die am stärksten entzündlich veränderten Darmabschnitte entfernt werden. Dies gilt insbesondere für den gleichzeitigen Befall der letzten Dünndarmschlinge und des Dickdarms bzw. des gesamten Dickdarms. Nach solchen Operationen, die heutzutage auf das unbedingt notwendige Maß beschränkt bleiben, treten jedoch bei einem großen Prozentsatz der Patienten erneut entzündliche Veränderungen der Darmschleimhaut, besonders im Operationsgebiet, auf. Ein operativer Eingriff muß deshalb zwischen dem Betroffenen selbst, dem behandelnden Arzt und dem Chirurgen sorgfältig besprochen werden. Ein zu langes Hinauszögern einer notwendigen Operation kann andererseits zu schwerwiegenden Komplikationen führen.

Welche Komplikationen können auftreten?

Die häufigsten Komplikationen sind Fisteln, örtliche, außerhalb des Darms gelegene Eiteransammlungen (Abszesse) und Einengungen des Darmrohrs (Stenose). *Innere Fisteln*, d. h. durch Entzündungsvorgänge verursachte kleine Kurzschlußverbindungen z. B. zwischen zwei Darmschlingen, sind so häufig, daß sie fast zum üblichen Krankheitsbild gehören. Eine solche Fistel kann von der entzündeten letzten Dünndarmschlinge zum Mastdarm reichen und gleichzeitig zu Verklebungen und Verwachsungen im Beckenbereich führen.

Anhaltende Schmerzen im Unterbauch, ein deutlicher Druckschmerz mit Abwehrspannung der Bauchdecken und die Entwicklung tastbarer Widerstände im Bauchraum können auf eine Fistelentwicklung hindeuten. Bahnt sich eine Fistel von einer Darmschlinge zur Haut an, dann ist die Haut in dieser Region vorgewölbt und gerötet. Der tastende Finger findet eine weiche verschiebliche druckschmerzhafte Masse. Durch die Ultraschalluntersuchung ist häufig eine Qualifizierung und genaue Zuordnung dieses Prozesses möglich.

Fisteln können auch von einer Darmschlinge zur Harnblase hin entstehen und damit wiederkehrende Blasenentzündungen mit eventuellem Luftabgang beim Wasserlassen verursachen.

Bei Frauen sind Fistelverbindungen vom Mastdarm zur Scheide mit der Folge eines hartnäckigen Ausflusses möglich. Bei größeren Fisteln kann es zu Stuhlentleerungen über die Scheide kommen.

Bei blind endenden Fisteln, die keinen Anschluß an ein anderes Hohlorgan bzw. zur Körperoberfläche finden und deren entzündlicher Inhalt sich somit nicht entleert, kann sich ein Abszeß entwickeln. Ein *Abszeß* ist mit hohen, immer wiederkehrenden Temperaturen, eventuellem Schüttelfrost, Anstieg der weißen Blutkörperchen und der Blutsenkungsreaktion verbunden. Im schlimmsten Fall kann es zu einer Einschwemmung von Bakterien in die Blutbahn kommen. Liegt ein Abszeß vor, ergibt sich die unbedingte Notwendigkeit zu einer Operation mit Entfernung der Eiteransammlung. Manchmal führt bereits eine eingelegte Drainage zum Erfolg; die Operation kann dann unter günstigeren Voraussetzungen zu einem späteren Zeitpunkt erfolgen und hat das Ziel, das fisteltragende Darmsegment, aus dem der Abszeß entstanden ist, zu entfernen.

Abszeßbildungen im rechten Unterbauch können über einen Druck auf den Harnleiter zu einem Harnrückstau in der rechten Niere führen. Dieser Aufstau kann zeitweise auch ohne Beschwerden vorhanden sein. Erst die Ultraschalluntersuchung des Bauchraums führt zur Diagnose dieser Komplikation.

Äußere Fistelbildungen, insbesondere im Bereich von Narben oder nach Entfernung des Wurmfortsatzes oder nach anderen Bauchoperationen, sind heute eher selten geworden.

Große und tiefe Fisteln sowie Geschwüre in der Afterregion (perianal) stellen ebenfalls eine Komplikation des Morbus Crohn dar. Sind die Fisteln mit perianalen Abszessen verbunden und führen sie zu starken Beschwerden, kann nur die chirurgische Entlastung zur Besserung führen. Manchmal muß ein vorübergehender künstlicher Darmausgang angelegt werden, um eine Abheilung der Fisteln zu erreichen. In einzelnen seltenen Situationen kann das Fistelsystem so ausgeprägt sein, daß nur noch die Entfernung des Mastdarms (Proktektomie) das Leiden beseitigt.

Einzelne oder mehrere kurz- oder langstreckige *Einengungen des Darmlumens (Stenosen)* sind typische Komplikationen des Morbus Crohn. Diese Einengungen können sowohl Folge einer alten abgelaufenen Entzündung mit narbiger Schrumpfung und Verdickung der Darmwand sein oder im Zusammenhang mit einer akuten Entzündung durch Schwellung der Darmschleimhaut auftreten. Sind die Stenosen sehr stark ausgeprägt, müssen sie chirurgisch entfernt werden, weil sie zu einem teilweisen oder vollständigen Darmverschluß (Subileus oder Ileus) mit heftigen Bauchkrämpfen führen. Neuerdings werden solche Engstellen des Darms, vor allem wenn sie nach früheren Operationen an den Anastomosen des Dickdarms auftreten, endoskopisch mit Hilfe einer Ballonsonde aufgeweitet.

Darmblutungen sind beim Morbus Crohn selten und finden ihre Ursache meistens in einem einzelnen tiefen Geschwür der Schleimhaut, das zu einer Blutung aus einem größeren Blutgefäß führt.

Eine schwere fortschreitende *Gewichtsabnahme*, hervorgerufen durch einen Mangel an Appetit und ungenügende (weil durch Schmerzen eingeschränkte) Nahrungsaufnahme und -verwertung, stellt eine weitere Komplikation dar. Während des akuten »Krankheitsschubes« können erhöhte Temperaturen, wiederholtes Erbrechen, Übelkeit, Schmerzen und eine erhöhte Anzahl von Stühlen mit entsprechendem Flüssigkeits- und Elektrolytverlust die Situation zusätzlich verschlimmern.

Ernährungsstörungen führen insbesondere bei Kindern mit einem ausgedehnten Morbus Crohn zu Wachstumsverzögerungen, wenn zu wenig Kalorien aufgenommen werden und außerdem Eiweiß-, Vitamin- und Mineralmangelzustände entstehen. Eine frühzeitige Korrektur dieser Mangelzustände durch eine »Astronautendiät« (Elementardiät) ist deshalb besonders wichtig.

Zusammenfassung

Die Crohn-Krankheit ist durch einen Verlauf gekennzeichnet, in dem Phasen erhöhter Krankheitsaktivität mit Bauchschmerzen und Durchfällen mit Zeiten weitgehender Beschwerdefreiheit wechseln. Eine Heilung des Morbus Crohn ist nicht möglich, zumal die Ursache der Erkrankung bisher nicht bekannt ist.

Innere und äußere Fisteln, Abszesse, hochgradige Einengung des Darmlumens, große und tiefe Fisteln in der Afterregion, ausgeprägte Gewichtsabnahme sowie Ernährungsstörungen stellen Komplikationen des Morbus Crohn dar.

Gibt es statistische Angaben über den Verlauf des Morbus Crohn?

Seit vielen Jahren wird versucht, durch genaue Verlaufsbeobachtungen exakte statistische Hinweise über den Morbus Crohn zu erhalten. Krankheitsverlauf, Häufigkeit von Entzündungsschüben und notwendig werdende Operationen sowie Fragen nach der Beeinträchtigung der Lebensqualität der Patienten durch die Erkrankung stehen dabei im Vordergrund. Obwohl solche Untersuchungen methodisch nicht einfach sind und verläßliche Angaben erst dann entstehen, wenn viele Patienten regelmäßig über 20 oder 30 Jahre beobachtet werden, liegen dennoch aus verschiedenen Studien, insbesondere aus Skandinavien, Daten zu diesen Fragen vor:

- Eine zunehmende Zahl von Patienten kann mit zunehmender Verlaufsdauer der Erkrankung eine weitgehende Beschwerdefreiheit erwarten.

- Die Entzündungsaktivität bei jedem einzelnen Patienten schwankt jedoch von Jahr zu Jahr. Innerhalb von zehn Jahren hatten 99 % der beobachteten Patienten mindestens einmal einen entzündlichen Schub des Morbus Crohn.

- Während eines jeden Jahres waren knapp 50 % der Patienten beschwerdefrei, 20 % hatten eine kontinuierlich fortbestehende erhöhte Entzündungsaktivität, bei 35 % der Patienten traten während eines jeden Jahres vorübergehend verstärkt Beschwerden auf.

- Die Operationshäufigkeit war am höchsten im ersten Jahr nach der Diagnose (etwa ein Drittel der Patienten wurde in dieser Zeit operiert). Ab dem fünften Jahr nach Diagnosestellung des Morbus Crohn blieb die jährliche Operationsrate konstant bei etwa 3 % der Patienten.

- Patienten mit einem Krankheitsbefall der letzten Dünndarmschlinge und des Dickdarms sowie des gesamten Dickdarms mußten deutlich häufiger operiert werden als Patienten mit alleinigem Dünndarmbefall oder ausschließlich abschnittsweisem Befall des Dickdarms.

- Nach zehnjährigem Krankheitsverlauf waren 45 % der Patienten nicht operiert, 42 % einmal und 13 % zweimal oder mehrmals operiert.

- Die Sterblichkeit der Patienten mit einer Crohn-Krankheit unterschied sich, unabhängig ob operiert oder nicht, *nicht* von derjenigen der Normalbevölkerung.

- Die Lebensqualität wurde von 40–50 % der Patienten als gut, d. h. nahezu keine Beschwerden, keine Medikamente, beurteilt; 40–50 % der Patienten klagten über periodisch auftretende Beschwerden und mußten Medikamente einnehmen, waren jedoch arbeitsfähig; 4–10 % der Patienten waren nicht arbeitsfähig und mußten regelmäßig auch im Krankenhaus behandelt werden.

Diese Angaben beziehen sich auf Untersuchungen aus Kopenhagen, Uppsala und Cleveland.

Zusammenfassung

Die statistischen Untersuchungen zum Verlauf des Morbus Crohn zeigen, daß bei rechtzeitiger Diagnosestellung, enger Betreuung der Patienten durch erfahrene Ärzte, bei Mitarbeit der Patienten und jeweils rechtzeitigem Erkennen entzündlicher Schübe die Erkrankung bei der überwiegenden Anzahl der Patienten einen günstigen Verlauf nimmt. Unter den genannten Bedingungen führten mehr als zwei Drittel der Patienten ein weitgehend normales Leben. Eine kleinere Anzahl von Erkrankten entwickeln allerdings einen schweren Krankheitsverlauf mit anhaltenden Beschwerden trotz medikamentöser Behandlung und Operation. Diese Patienten bedürfen der besonders intensiven ärztlichen Betreuung, um durch alle heute verfügbaren therapeutischen Maßnahmen die Aktivität der Entzündung zu unterdrücken und das Entstehen von Komplikationen zu vermeiden.

6 Wie entwickelt sich die Colitis ulcerosa?

Im Gegensatz zum Morbus Crohn entsteht die Colitis ulcerosa immer im Mastdarm und schreitet dann kontinuierlich ohne Unterbrechung durch gesunde Darmabschnitte unterschiedlich weit nach oben, maximal bis zum Übergang vom Dickdarm zum Dünndarm, fort (vgl. Abb. 6-1). In ihrer mildesten Form kann die Colitis ulcerosa als blutige, geschwürige Entzündung des Mastdarms lediglich die unteren 15 cm des Dickdarms betreffen; 20–30 % der Patienten mit Colitis ulcerosa weisen bei Diagnosestellung diesen Befall auf. Lediglich 10 % der Patienten mit entzündlichen Veränderungen des Mastdarms entwikkeln später eine ausgedehnte schwere Colitis ulcerosa mit Befall des gesamten Dickdarms. Bei 60–70 % der Betroffenen ist lediglich der linksseitige Dickdarm an einer leichten Entzündung erkrankt. Bei etwa 20 % der Patienten betrifft die Erkrankung auch die mittleren und rechtsseitigen Dickdarmabschnitte mit mittelschwerer Entzündung. Weitere 20 % leiden an einem ausgedehnten, schweren entzündlichen Befall des gesamten Dickdarms.

In der *akuten Phase* der Erkrankung ist die Darmoberfläche durchgehend blutig verändert und vermehrt verletzlich. Sind die entzündlichen Veränderungen stark ausgeprägt, so kommt es zu ausgedehnten flächigen Geschwürsbildungen sowie zur Ausbildung entzündlicher, gutartiger, örtlich begrenzter Schleimhautwucherungen (Pseudopolypen).

In der *Heilungsphase* bilden sich die entzündlichen Veränderungen entweder vollständig zurück oder die Schleimhaut weist eine Atrophie (Gewebeschwund) auf. In der Regel sind die entzündlichen und geschwürigen Veränderungen auf die

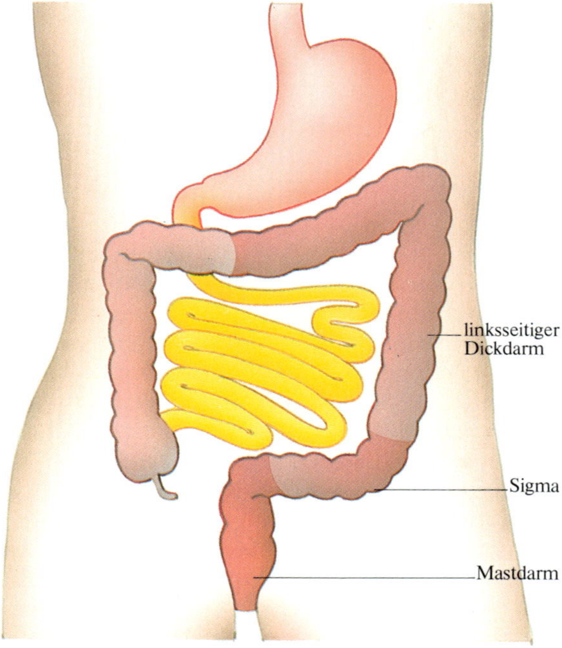

Abb. 6-1: Unterschiedlicher Befall des Dickdarms bei Colitis ulcerosa

Schleimhaut beschränkt und reichen nicht in die tieferen Schichten der Dickdarmwand.

Welche Symptome kommen bei der Colitis ulcerosa vor? Wie werden sie verursacht?

Die häufigsten Symptome der Colitis ulcerosa sind Blutungen aus dem After, Durchfälle, das Absetzen von Schleim und Bauchschmerzen. In der Regel treten diese Symptome dann auf, wenn die Krankheitsaktivität hoch ist. Gelegentlich kann jedoch auch bei Patienten, die vollständig beschwerdefrei sind, durch eine Dickdarmspiegelung eine deutliche Entzündung der Schleimhaut nachgewiesen werden.

Blut im Stuhl, das von den Patienten als häufiges Symptom bemerkt wird, ist in Abhängigkeit vom Befall des Dickdarms und der Beschaffenheit des Stuhls entweder als frisches Blut zu beobachten, oder aber mit dem durchfälligen Stuhl vermischt.

Durchfälle, die auch nachts auftreten können, werden in der Regel von Schmerzen beim Stuhlgang begleitet und können mit Blut, Schleim oder Eiter vermischt sein. Diese Durchfälle werden durch mehrere Faktoren verursacht: so durch mangelhafte Aufnahme von Salz und Wasser im Dickdarm sowie durch Ausscheidung von entzündlichem Gewebewasser und Blutverlust aus der entzündeten Schleimhaut. Bei ausschließlicher Entzündung des Mastdarms muß es nicht unbedingt zu Durchfällen kommen, es kann hierbei sogar eine Neigung zu Verstopfung auftreten.

Gewichtsverlust wird hauptsächlich durch verminderte Nahrungszufuhr, aber auch durch vermehrten Abbau körpereigener Eiweiße und Eiweißverlust über die entzündete Dickdarmschleimhaut verursacht.

Abgeschlagenheit, Müdigkeit und Kurzatmigkeit sind eine Folge der entzündlich bedingten Eiweiß- und Blutarmut.

Als Komplikation der Colitis ulcerosa können bei 1–2 % der Patienten *Perforationen* des Dickdarms auftreten; sie kommen insbesondere auf der linken Seite und dort im Bereich des S-förmigen Dickdarmanteils, der den absteigenden Schenkel des Dickdarms mit dem Mastdarm verbindet, vor. Diese Perforationen mit freier Verbindung des Darminneren zur Bauchhöhle treten besonders bei sehr schwer ausgeprägter Darmentzündung auf.

Als weitere, sehr gefährliche Komplikation bei der Colitis ulcerosa wird die sogenannte vergiftungsbedingte Weitstellung (*toxische Dilatation*), hauptsächlich des queren Schenkels des Dickdarms, beobachtet. Diese Veränderung geht mit einer plötzlichen Verschlechterung des Allgemeinzustands, einem Verschwinden der Darmgeräusche, stark geblähtem, schmerzhaftem Bauch und einem Anstieg der Pulsfrequenz einher. Die toxische Dilatation kommt bei schwerer Entzündung des Dickdarms vor; möglicherweise beeinflußt die akute Entzündung die Funktion des in den Muskelschichten des Darms gelegenen Nervensystems. Als weitere ursächliche Faktoren wird eine Stoffwechselentgleisung zusammen mit niedrigen Kaliumwerten im Blut angenommen. Medikamente, die die Darmbeweglichkeit bremsen, sind in einer solchen Situation *nicht* angezeigt. Schließlich tritt diese Komplikation bei Patienten, die zusätzlich eine Darminfektion mit Bakterien entwickeln, häufiger auf.

Wie verläuft die Colitis ulcerosa?

Bei der Mehrzahl der Patienten mit Colitis ulcerosa kann mit der Standardbehandlung ein günstiger Verlauf erreicht werden. Auch können vorübergehende Verschlechterungen mit Entzündungsschüben durch geeignete Behandlungsmaßnahmen beherrscht werden. Die Schwere des Verlaufs geht oft mit der Ausdehnung der Erkrankung einher; die überwiegende Zahl der Patienten erkrankt an einer Colitis ulcerosa, die entweder auf den Enddarm oder den linken Teil des Dickdarms beschränkt ist. Schwere Verläufe macht etwa ein Viertel aller Patienten durch.

Insgesamt sind die Krankheitsverläufe nach Einführung der Kortisonpräparate (Kortikosteroide) und nach allgemeiner Anwendung von Salazosulfapyridin (bzw. 5-Aminosalicylsäure) gegenüber früheren Zeiten günstiger geworden. Die Anzahl entzündlicher Schübe, ihre Dauer und wahrscheinlich auch die Tendenz der Entzündung, weiter fortzuschreiten, haben abgenommen.

In einer Untersuchung in Dänemark wurden Patienten mit Colitis ulcerosa über 18 Jahre beobachtet; es handelte sich dabei nicht um ausgewählte Patienten an einem bestimmten Krankenhaus, sondern um all jene, die in einem bestimmten Bezirk des Landes lebten und an Colitis ulcerosa erkrankt waren. Diese Daten vermitteln ein genaues Bild von Verlauf und Charakter der Erkrankung.

- 50 % der von Colitis ulcerosa Betroffenen waren zu jeder Zeit der Untersuchung ohne Beschwerden, 30 % hatten jeweils eine leicht erhöhte, 20 % eine mäßig oder deutlich erhöhte Krankheitsaktivität.
- Der Prozentsatz der Patienten mit anhaltenden Beschwerden war sehr gering.
- Abgesehen vom ersten Jahr der Erkrankung, waren etwa 90 % der Betroffenen in ihrer Arbeitsfähigkeit nur wenig oder gar nicht beeinträchtigt.
- Bei 30 % aller Patienten mit Colitis ulcerosa wurde im Beobachtungszeitraum von 18 Jahren eine Operation notwendig. Unter diesen Patienten überwogen jene, die seit Beginn der Erkrankung einen entzündlichen Befall des gesamten Dickdarms aufwiesen.

Zusammenfassung

Unter der Voraussetzung einer regelmäßigen ärztlichen Betreuung, einer guten Mitarbeit der Patienten und unter der Bedingung eines raschen Behandlungsbeginns bei entzündlichen Schüben zeigt sich ein günstiger Verlauf der Colitis ulcerosa. Die Erkrankung verursacht durch ihren schubweisen Verlauf zwar immer wieder Beschwerden, doch kann ein hoher Prozentsatz der Patienten unter den genannten Voraussetzungen ein Leben führen, das nur in Phasen hoher Krankheitsaktivität eingeschränkt ist.

7 Welche Untersuchungen sind zur Diagnose Morbus Crohn oder Colitis ulcerosa notwendig?

Da die Ursache der beiden Krankheitsbilder nicht bekannt und ein »ursächlicher Faktor« somit nicht nachweisbar ist, muß die Diagnose aus dem *Erscheinungsbild* der Erkrankungen abgeleitet werden. *Krankenvorgeschichte, Beschwerden, Blutuntersuchungen, körperlicher Untersuchungsbefund*, Ergebnisse der *Spiegelung des gesamten Dickdarms und der letzten Dünndarmschlinge einschließlich der feingeweblichen Untersuchung der entnommenen Gewebeproben* und die *Röntgenuntersuchung des Dünndarms* sind Mosaiksteine, aus denen sich die Diagnose zusammensetzt.

In der Regel ist mit diesem diagnostischen Instrumentarium die Darmerkrankung als Morbus Crohn oder Colitis ulcerosa zu klassifizieren. In 10–15% der Fälle gelingt im Rahmen der ersten Diagnostik keine sichere Zuordnung, man spricht dann von einer »Colitis indeterminata«. Erst der weitere Krankheitsverlauf und erneute Untersuchungen ergeben zu einem späteren Zeitpunkt die richtige Diagnose.

Bei der körperlichen Untersuchung wird nach tastbaren verhärteten Darmschlingen und nach Veränderungen außerhalb des Magen-Darmtrakts gefahndet. Dazu gehört immer die sorgfältige Inspektion und Untersuchung der Afterregion, um mögliche Fistelöffnungen oder entzündliche Veränderungen im Perianalbereich zu erkennen.

Bei den *Blutuntersuchungen* interessieren vor allem Blutsenkungsgeschwindigkeit (BSG), die Anzahl der weißen und roten Blutkörperchen (Leukozyten, Erythrozyten), der rote Blutfarbstoff (Hämoglobin), die Blutplättchen (Thrombozyten), die Zusammensetzung der Eiweißkörper im Blut, das Gesamteiweiß im Blut, die Elektrolyte (Natrium, Kalium, Kalzium) sowie die sogenannten Leberwerte (Transaminasen und Enzyme, die bei Gallenwegserkrankungen erhöht sein können). Die Bestimmung bestimmter Eiweißkörper, der sogenannten Akutphasenproteine, erlaubt einen Rückschluß auf das Ausmaß oder die Aktivität der Entzündung. Dabei hat sich besonders das kohlenstoffreaktive Protein (CRP) als hilfreich erwiesen. Diese Laboruntersuchungen geben Aufschluß über das eventuelle Vorliegen einer akuten Entzündung und über mögliche Folgen dieser Entzündung, wie z. B. Blutarmut, Verlust an Eiweißkörpern durch die entzündlich veränderte Darmschleimhaut oder Mangel an Mineralien. Die Bestimmung des Vitamin-B_{12}-Spiegels oder die Durchführung des Schilling-Tests ermöglicht eine Abschätzung der Aufnahmekapazität der letzten Dünndarmschlinge für dieses Vitamin. Ergibt der Test Hinweise auf eine mangelnde Aufnahmeleistung des terminalen Ileums, muß das Vitamin B_{12} dem Körper durch intramuskuläre Injektionen zugeführt werden. Auch nach ausgedehnten Operationen mit Verlust größerer Abschnitte des terminalen Ileums muß dieses Vitamin dauerhaft durch Injektionen ersetzt werden.

Notwendige Laboruntersuchungen bei chronisch entzündlichen Darmerkrankungen:

- Blutsenkungsgeschwindigkeit (BSG)
- Zahl der weißen und roten Blutkörperchen (Leukozyten, Erythrozyten)
- Roter Blutfarbstoff (Hämoglobin)
- Blutplättchen (Thrombozyten)

- Gesamteiweiß
- Kohlenstoffreaktives Protein (CRP)
- Natrium, Kalium, Kalzium
- Transaminasen, alkalische Phosphatase

Vor Annahme eines Morbus Crohn oder einer Colitis ulcerosa muß eine *infektiöse Darmerkrankung* so gut wie möglich ausgeschlossen werden. Durch geeignete *mikrobiologische Stuhluntersuchungen* und durch spezielle Blutuntersuchungen kann der Verdacht auf eine Erkrankung durch Bakterien weitgehend ausgeräumt werden. Dabei handelt es sich um Erreger (z. B. Salmonellen, Yersinien, Campylobacter jejuni), die Durchfälle, Bauchschmerzen und Fieber verursachen können.

Eine einfache diagnostische Maßnahme ohne jegliche Unannehmlichkeiten stellt die *Ultraschalluntersuchung (Sonographie)* des Bauchraums dar. Diese sollte heute immer im Rahmen der ersten Diagnostik wie auch im weiteren Krankheitsverlauf angewandt werden. Mit dieser Methode können nicht nur Komplikationen der entzündlichen Darmerkrankung wie Abszesse oder Fisteln innerhalb des Bauchraums, sondern gleichzeitig Verdickungen der Darmwand erkannt werden. Die Analyse der Veränderungen der Darmwand liefert wichtige Informationen im Verlauf der Erkrankung. Im gleichen Untersuchungsgang lassen sich die übrigen Organe wie Leber, Gallenblase und Gallenwege, Bauchspeicheldrüse, Milz und Nieren sowie die Beckenorgane beurteilen.

Entscheidend für die sichere Klassifizierung der Darmerkrankung sind die *Spiegelung des gesamten Dickdarms und der letzten Dünndarmschlinge (Ileokoloskopie)* mit gleichzeitiger *Gewebeentnahme (Biopsie)* sowie die *Röntgenuntersuchung des Dünndarms*. Für den erfahrenen Untersucher ist oft schon durch die Betrachtung der Schleimhautveränderungen eine Unterscheidung zwischen Morbus Crohn und Colitis ulcerosa möglich, da die Erkrankungen charakteristische Veränderungen aufweisen. Andererseits können die Veränderungen so ähnlich imponieren, daß erst die feingewebliche Aufarbeitung der entnommenen Gewebeproben eine Unterscheidung ermöglicht.

Die Dickdarmspiegelung und die Röntgenuntersuchung des Dünndarms erlauben zusätzlich zur Diagnosesicherung eine exakte Beschreibung von Ausmaß und Ausdehnung der entzündlichen Veränderungen sowie möglicherweise vorhandener Engstellen einzelner Darmabschnitte.

Diese Untersuchungen sind notwendig, um eine sichere Diagnose zu ermöglichen. Nur auf der Grundlage einer so gesicherten Diagnose kann über Art und Weise der Behandlung entschieden werden. Unter diesem Gesichtspunkt werden auch all jene Unannehmlichkeiten und Belästigungen relativiert, die mit diesen Untersuchungen verbunden sind.

Dickdarmspiegelung (Koloskopie)

Bei der Dickdarmspiegelung (Koloskopie) wird ein bewegliches, etwa 1 cm dickes Fiberglasinstrument (Koloskop, Endoskop) durch den After hindurch in den Dickdarm bis zum Übergang Dickdarm/Dünndarm vorgeschoben, so daß die letzte Dünndarmschlinge ebenfalls beurteilt werden kann (vgl. Abb. 7-1). Wichtig ist dabei, daß der *gesamte Dickdarm* genau betrachtet wird, weil beim Morbus Crohn nur einzelne Dickdarmabschnitte befallen sein können. Der Patient liegt bei dieser Untersuchung auf einem Röntgentisch. Mit Hilfe von Röntgenstrahlen (Durchleuchtung) kann die jeweilige Lage des Instruments geortet und sein weiterer Weg durch den Dickdarm verfolgt werden.

Die Untersuchung muß selbstverständlich sorgfältig vorbereitet sein, denn nur wenn der Dickdarm von Nahrungsresten befreit ist, läßt sich eine exakte Beurteilung der Schleimhaut

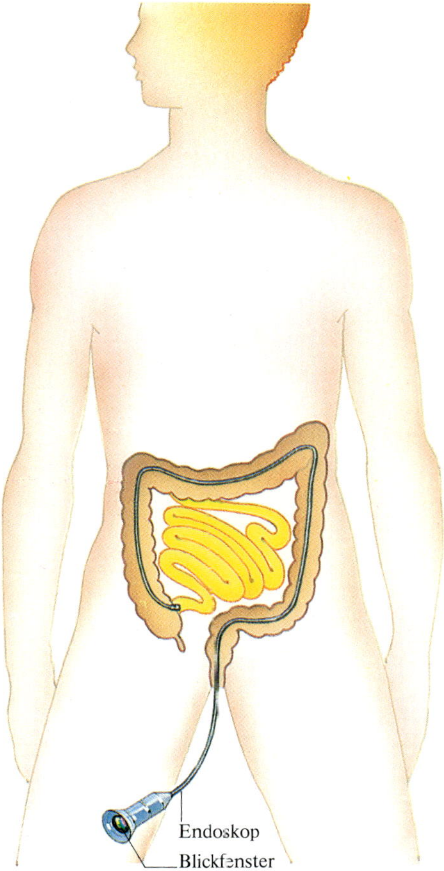

Abb. 7-1: Dickdarmspiegelung (Koloskopie)

durchführen. Zu diesem Zwecke erfolgt eine besondere Vorbereitung mit flüssiger Kost und entsprechenden Abführmitteln sowie einem Einlauf vor der Untersuchung.

Durch das Instrument wird Luft in den Dickdarm eingeblasen, so daß jede Stelle der Schleimhaut betrachtet werden kann.

Eine solche Untersuchung dauert zwischen 10 und 40 Minuten.

Während einer solchen Darmspiegelung können mit einer kleinen Zange Gewebeteilchen entnommen werden, um sie unter dem Mikroskop auf Schleimhautveränderungen hin untersuchen zu lassen. Diese Gewebeentnahme ist ein schmerzloser Vorgang.

Wenn das Koloskop vorgeschoben wird, können Druckgefühl und Bauchschmerzen auftreten; diese lassen sich jedoch durch geeignete Medikamente zum Teil beseitigen. In Ausnahmefällen ist auch eine Dickdarmspiegelung unter Narkosebedingungen möglich.

Zweck dieser Untersuchung ist die Erkennung entzündlicher Veränderungen im Dickdarm, in der Übergangsregion Dickdarm/Dünndarm sowie in der letzten Dünndarmschlinge. Die Art, Lokalisation und Ausdehnung der entzündlichen Veränderungen lassen sich auf diese Weise genau feststellen.

Das Risiko ist bei dieser Untersuchung gering; Verletzungen der Darmwand treten etwa einmal bei 1000 Untersuchungen (0,13 %) auf.

Röntgenuntersuchung des Dünndarms

Da die mittleren und tiefen Abschnitte des Dünndarms bis auf die letzte Dünndarmschlinge nicht mit einem Endoskop zu erreichen sind, müssen diese Abschnitte des Magen-Darmtrakts mittels Röntgenuntersuchung beurteilt werden. Eine besondere Vorbereitung ist hierfür nicht unbedingt notwendig, der Patient muß lediglich am Morgen vor der Untersuchung nüchtern bleiben. Bei der herkömmlichen Dünndarmuntersuchung werden zwei Becher eines Kontrastmittels getrunken und dessen Passage durch den Dünndarm verfolgt.

Bei einer anderen Methode wird das Kontrastmittel durch eine dünne Sonde, die der Patient vorher schlucken muß, kontinuierlich mittels einer Pumpe langsam in den Dünndarm eingegeben (Enteroklyse).

Zweck dieser Untersuchung ist die Feststellung entzündlicher Wandveränderungen im Bereich des Dünndarms und die Darstellung stärkerer Einengungen des Darmlumens (Stenosen). Außerdem wird nach möglichen Kurzschlüssen zwischen einzelnen Darmschlingen (inneren Fisteln) gefahndet. Ausmaß und Grad der entzündlichen Veränderungen im Dünndarm können mit dieser Methode gut belegt werden.

Spiegelung des Enddarms (Rektoskopie)

Im Gegensatz zum biegsamen Endoskop wird der Mastdarm mit einem etwa 30 cm langen starren Rohr untersucht. Mit dieser Methode ist lediglich die Beurteilung des Mastdarms, des Analkanals und der Afterregion möglich. Während der Patient auf einem kippbaren Tisch liegt, führt der Arzt das Endoskop in den After ein und kann so den Enddarm betrachten. Eine solche Inspektion dauert lediglich drei bis fünf Minuten.

Vor der Rektoskopie wird der Darm durch einen Einlauf gereinigt. Bei dieser Untersuchung kann die Schleimhaut des Enddarms direkt betrachtet werden. Wie bei der Koloskopie können auch hierbei Gewebeproben entnommen werden. Das Risiko dieser Untersuchung ist gering; eine Komplikation tritt etwa einmal bei 10000 bis 20000 Untersuchungen auf. Die Koloskopie hat heute die Rektoskopie weitgehend abgelöst.

Spiegelung von Speiseröhre, Magen und Zwölffingerdarm (Ösophagogastroduodenoskopie)

Da beim Morbus Crohn auch in der Speiseröhre, im Magen und Zwölffingerdarm Veränderungen entstehen können, sollte zumindest im Rahmen der erstmaligen Untersuchung eine Gastroskopie durchgeführt werden.

Während der Untersuchung liegt der Patient auf einem speziellen Tisch auf der linken Seite. Durch mehrfaches Schlucken beim Einführen des Instruments gleitet dieses mühelos in die Speiseröhre und wird durch den Magen in den Zwölffingerdarm vorgeschoben. Durch das Endoskop wird neben Licht auch Luft in das Innere gebracht, so daß sich Zwölffingerdarm und Magen aufweiten und somit die Schleimhaut direkt betrachtet werden kann.

Bei dieser Untersuchung können entsprechende Gewebeproben, deren Entnahme nicht schmerzhaft ist, gewonnen und mikroskopisch untersucht werden. Die winzigen Gewebestückchen haben eine Größe von 1–2 mm.

Röntgenuntersuchung des Dickdarms

Selten ist die Dickdarmspiegelung, z. B. durch hochgradige Einengung eines Darmabschnitts, nicht möglich; in einem solchen Fall wird man eine Röntgenuntersuchung des Dickdarms mit Kontrastmittel durchführen. Durch einen kurzen, in den Enddarm eingelegten Schlauch wird Kontrastmittel eingegeben und im gesamten Dickdarm verteilt. Durch diese Methode ist die Feststellung entzündlicher Schleimhautveränderungen möglich, jedoch kann die Schleimhaut nicht direkt betrachtet, noch können Gewebeproben entnommen werden.

Weitere Untersuchungen

Neben der Ultraschalluntersuchung stehen heute als weitere bildgebende Verfahren die *Computertomographie* und die *Kernspinuntersuchung* zur Verfügung.

Die *Computertomographie* arbeitet mit Röntgenstrahlen und ist in der Lage, die Bauchorgane und die dazwischenliegenden Räume sehr genau abzubilden. Diese Untersuchung ist dann angezeigt, wenn der betreuende Arzt einen Abszeß (Eiteransammlung) im Bauchraum vermutet und die Ultraschalluntersuchung diesen Verdacht nicht ausräumen kann. Für die Untersuchung muß der Patient ein Kontrastmittel trinken, damit der Darm abgegrenzt werden kann, gleichzeitig wird Kontrastmittel in eine Armvene injiziert, um die Blutgefäße abzubilden und zu überprüfen, ob ein Abszeß von einer durchbluteten Membran oder Wand umgeben ist. Im Bereich des kleinen Beckens und in der Region vor dem Kreuzbein ist die Computertomographie der sonographischen Untersuchung wahrscheinlich überlegen.

Die *Kernspintomographie* ist ein neues Verfahren, das ohne Röntgenstrahlen arbeitet, und auf einem völlig anderen Prinzip beruht. Diese Untersuchungsmethode hat sich vor allem bei der Suche nach Fistelgängen und kleinen Abszessen im kleinen Becken, besonders im Beckenbodenbereich, bewährt. Vor allem ist sie in der Lage, exakte Zuordnungen der Fistelverläufe zu der Beckenbodenmuskulatur vorzunehmen. Vorteil dieser Untersuchung ist, daß sie ohne Strahlenbelastung arbeitet und schmerzlos ist.

Die *Endosonographie* stellt die Kombination zwischen Dickdarmspiegelung (oder Magenspiegelung) und Ultraschalluntersuchung dar. Am Ende eines Koloskops oder Gastroskops befindet sich eine Ultraschallsonde. Wird der Dickdarm oder der Analkanal gespiegelt, so kann gleichzeitig von der Darmwand oder durch die Darmwand hindurch ein Ultraschallbild erzeugt werden. Diese Methode eignet sich gut für die Analyse von Darmwandveränderungen und in der Nähe des Darms gelegenen Abszessen.

Der tatsächliche Wert der neuen bildgebenden Verfahren für praktische Therapieentscheidungen für Patienten mit Morbus Crohn und Colitis ulcerosa muß durch größere Untersuchungen noch besser als bisher definiert werden.

Zusammenfassung

Um die Diagnose Morbus Crohn stellen zu können, sind mindestens Dickdarmspiegelung mit Gewebeentnahme (Koloskopie) und Röntgenuntersuchung des Dünndarms notwendig. Ergänzt werden diese beiden entscheidenden Untersuchungen durch eine Spiegelung von Speiseröhre, Magen und Zwölffingerdarm, durch Blutuntersuchungen und eventuell Funktionstests zur Überprüfung der Aufnahme- und Verdauungsleistung der Darmschleimhaut. Die Untersuchungen stellen eine wesentliche Voraussetzung zur Entscheidung über eine Behandlung der Erkrankung dar.

Wichtig ist, daß – wenn irgendmöglich – immer der gesamte Dickdarm sowie die letzte Dünndarmschlinge mittels Spiegelung betrachtet werden. Ist die Spiegelung nicht möglich, steht als Alternative die Röntgenuntersuchung des Dickdarms (Kontrasteinlauf) zur Verfügung.

Zur Diagnose der Colitis ulcerosa ist ebenfalls die Dickdarmspiegelung einschließlich Gewebeentnahme notwendig.

Die Sonographie erlaubt die Erkennung möglicher Komplikationen (Fisteln, Abszesse) und die Analyse der entzündlich veränderten Darmwand. Computertomographie, Kernspintomographie und Endosonographie sind bildgebende Verfahren, die bei speziellen Fragestellungen zur Anwendung kommen können.

8 Wie häufig kommen Morbus Crohn und Colitis ulcerosa vor?

Um zu ermitteln, wie viele Personen innerhalb einer bestimmten Bevölkerungsgruppe (Erdteil, Kontinent, Land, soziale Gruppe) an einer bestimmten Erkrankung leiden, werden in der Medizin Untersuchungen statistischer Natur durchgeführt, die unter dem Begriff »Epidemiologie« zusammengefaßt werden. Wörtlich übersetzt bedeutet dieser »im Volke verbreitet«.

Zwei wichtige Begriffe im Rahmen dieser Untersuchungen sind Inzidenz und Prävalenz. Unter dem Begriff Inzidenz versteht man die Erkrankungshäufigkeit, d. h. die Zahl der in einem bestimmten Zeitraum an einer bestimmten Krankheit erstmals erkrankten Personen, bezogen auf z. B. 100000 Personen der Bevölkerung. Die Inzidenz einer Krankheit kann dabei, wie bereits oben erwähnt, nach Altersklassen, Geschlecht, Beruf usw. aufgeschlüsselt werden.

Der Begriff Prävalenz dient der Beschreibung der Bestandszahlen einer Krankheit, d. h. derjenigen Anzahl von Personen, die an einem Stichtag, bezogen auf z. B. 100000 der untersuchten Bevölkerung, an einer bestimmten Krankheit leiden.

Da Morbus Crohn und Colitis ulcerosa erst seit einem relativ kurzen Zeitraum mit zunehmender Sicherheit diagnostisch zu differenzieren sind, sollen hier lediglich Daten, die in neuerer Zeit gesammelt wurden, erwähnt werden. Die mitgeteilten Zahlen beziehen sich hauptsächlich auf westliche Industriestaaten.

Für den Morbus Crohn konnten, bezogen auf eine Bevölkerung von 100000 Menschen, jährliche Inzidenzraten zwischen 2 und 6,1 registriert werden. Das heißt, daß in einem Zeitraum von einem Jahr in einer Bevölkerung von 100000 Menschen 2 bis 6,1 Personen erstmals an Morbus Crohn erkrankten. Die Inzidenzrate des Morbus Crohn blieb in einer neuen großangelegten schwedischen Studie im Beobachtungszeitraum von 1965 bis 1983 bei 5 bis 7 pro 100000 Personen stabil.

Die entsprechenden Zahlen für die Colitis ulcerosa stiegen in dem Beobachtungszeitraum von 7 auf 12 pro 100000 Personen, wobei es insbesondere zu einer Zunahme der Patienten mit geschwürigen (ulzerösen) Enddarmerkrankungen kam. Zahlen für die Prävalenz schwanken zwischen 30 und 50 pro 100000 für Morbus Crohn und 40 und 80 für Colitis ulcerosa.

Ist die Erkrankungshäufigkeit abhängig von Gesellschaft, Hautfarbe, Lebensalter, Beruf und sozialer Stellung?

Entzündliche Darmerkrankungen werden bei Menschen in westlichen Industrieländern häufiger diagnostiziert als in den anderen Teilen der Welt. Weiße erkranken häufiger als Farbige. Die höchste Erkrankungsinzidenz wird bei Aschkenazi-Juden gefunden.

Männer und Frauen leiden etwa gleich häufig an einem Morbus Crohn bzw. einer Colitis ulcerosa. Die erwähnte schwedische Studie zeigte für die Colitis ulcerosa ein Überwiegen des männlichen Geschlechts (57%), für die Diagnose Morbus Crohn ein Überwiegen bei Frauen (53%).

In beiden Krankheitsgruppen lag die Inzidenz bei Stadtbewohnern höher als bei der ländlichen Bevölkerung. Patienten mit Colitis ulcerosa hatten einen höheren Altersgipfel (älter als 40 Jahre) als Patienten mit Morbus Crohn (20 bis 29 Jahre). In der Kindheit sind chronische Darmerkrankungen selten.

Patienten, die in den Jahren 1945 bis 1954 geboren wurden, wiesen eine höhere Erkrankungsinzidenz auf. Innerhalb dieser Gruppe erkrankten insbesondere die Personen, die jeweils in der ersten Jahreshälfte geboren waren. Eine besondere berufliche Prädisposition für chronisch entzündliche Darmerkrankungen konnte bislang nicht festgestellt werden.

Welche Faktoren in Umwelt und Familie sind mit den chronisch entzündlichen Darmerkrankungen verbunden?

Patienten und ihre Familien leiden häufiger unter *allergischen Erkrankungen* wie Asthma, Heufieber, allergischer Rhinitis und Ekzemen. Ob diese Erkrankungen allerdings in ursächlichem Zusammenhang mit den chronisch entzündlichen Darmerkrankungen stehen, ist ungeklärt. Da Colitis ulcerosa und Morbus Crohn besonders häufig im frühen Erwachsenenalter auftreten, wurde auch nach Zusammenhängen mit der Kindheit geforscht. Hierbei fanden zwei Forschergruppen in Dänemark und England, daß *Stillen* möglicherweise vor einer späteren entzündlichen Darmerkrankung schützt. Diese Daten bedürfen jedoch weiterer Bestätigung.

Beobachtungen, daß Stadtbewohner häufiger erkranken als Bewohner des ländlichen Raums sowie die höhere Erkrankungsinzidenz der in den Jahren 1945 bis 1954 Geborenen weisen ebenfalls auf mögliche Umgebungsfaktoren hin.

Nicht unerwähnt bleiben soll, daß Patienten mit Colitis ulcerosa häufiger *Nichtraucher* sind, im Gegensatz zu Patienten mit Morbus Crohn, die häufiger rauchen. Die Ursache hierfür ist unbekannt.

Gibt es Zusammenhänge mit der Ernährung?

Da chronisch entzündliche Erkrankungen in Nordamerika und Nordeuropa häufiger auftreten, wurden auch mögliche Zusammenhänge mit unterschiedlichen Ernährungsgewohnheiten untersucht. Mehrere Untersuchungen konnten hierbei zeigen, daß Patienten mit Morbus Crohn im Vergleich zur Normalbevölkerung deutlich mehr raffinierten Zucker mit ihrem Essen zu sich nehmen. Eine Veränderung des Geschmackssinns für Zucker konnte hierbei ausgeschlossen werden. Daß Zucker den Verlauf der einmal ausgebrochenen Erkrankung beeinflußt, konnte allerdings in mehreren Studien nicht nachgewiesen werden. Für die Colitis ulcerosa fanden sich keine ähnlichen Hinweise.

Gibt es eine familiäre Häufung, oder ist der Morbus Crohn vererblich?

Beide Erkrankungen, Morbus Crohn und Colitis ulcerosa, werden im allgemeinen bei Blutsverwandten von Patienten häufiger als in der sonstigen Bevölkerung entdeckt.

- Das Krankheitsrisiko bei erstgradig Verwandten von Patienten mit chronisch entzündlichen Darmerkrankungen ist etwa dreißigfach gegenüber der Normalbevölkerung erhöht.
- Bei eineiigen Zwillingen wurde insbesondere für den Morbus Crohn ein deutlich häufigeres Auftreten der Erkrankung beobachtet, weniger bei Colitis ulcerosa.
- Bestimmte Bevölkerungsgruppen, wie z. B. die Aschkenazi-Juden, weisen eine erhöhte Inzidenz für chronisch entzündliche Darmerkrankungen auf.

Bemerkenswert erscheint, daß Patienten mit Morbus Crohn mehr Verwandte mit chronisch entzündlichen Darmerkrankungen haben als Patienten mit Colitis ulcerosa.

Zusammenfassung

Eine familiäre Häufung für Morbus Crohn und Colitis ulcerosa kann nachgewiesen werden, wobei der Einfluß genetischer Faktoren bzw. der Einfluß von Umweltfaktoren (Aufwachsen in der gleichen Umgebung) nicht klar ist.

9 Hypothesen zur Ursache und Krankheitsentstehung

Sind Morbus Crohn und Colitis ulcerosa unterschiedliche Erkrankungen?

Morbus Crohn und Colitis ulcerosa konnten bis Anfang der siebziger Jahre diagnostisch nicht sicher voneinander getrennt werden, so daß beide Krankheitsbilder häufig zusammen betrachtet wurden. Epidemiologische Studien (Morbus Crohn und Colitis ulcerosa können in Familien von Patienten, die an einer der beiden Krankheiten leiden, gehäuft auftreten) weisen auf mögliche gemeinsame Vererbungsmerkmale hin. Die Art der Entzündung des Darms, unterschiedliche, vererbbare Störungen der Barrierefunktion der Darmschleimhaut, klinischer Verlauf und Prognose favorisieren jedoch verschiedene Krankheiten. Die mit der Entfernung des Dickdarms bei Patienten mit Colitis ulcerosa verbundene komplette Heilung läßt an eine organbeschränkte Erkrankung denken. Im Gegensatz dazu werden für den Morbus Crohn typische Veränderungen in sämtlichen Abschnitten des Magen-Darmtrakts gefunden. Nach den gegenwärtig vorliegenden noch lückenhaften wissenschaftlichen Erkenntnissen könnten die chronisch entzündlichen Darmerkrankungen wie folgt entstehen:

Aufgrund bestimmter genetisch festgelegter Veränderungen ist die Schleimhaut des Darms von Patienten durchlässiger, d. h. der Darm als Barriere zwischen Außenwelt und Körperinnerem trennt nicht so wie bei der Normalbevölkerung. Fremdeiweiße (bisher nicht eindeutig identifizierte Nahrungsbestandteile, Bakterien oder Viren) dringen in die Darmwand vor und rufen eine Abwehrreaktion der üblicherweise in der Darmwand sehr vielfältig vertretenen Abwehrzellen (weiße Blutkörperchen) hervor. Diese Abwehrreaktion, die einer Entzündung entspricht, kann nun aufgrund eines wahrscheinlich wieder genetisch festgelegten Fehlers nicht mehr abgeschaltet werden.

Selbstverständlich bleiben in diesem Zusammenhang noch viele Fragen unbeantwortet. Fest steht jedoch, daß Morbus Crohn und Colitis ulcerosa nicht durch einen jeweils einzelnen Faktor verursacht werden, sondern eine Vielzahl von Veränderungen und Einflüssen nötig ist, um die verschiedenen Krankheitsbilder auszulösen.

Familienstudien und epidemiologische Daten erbrachten bislang keinen Hinweis auf eine Ansteckungsgefahr (Infektiosität) der chronisch entzündlichen Darmerkrankungen. Die Seltenheit von Erkrankungen von Ehepartnern spricht ebenfalls gegen eine infektiöse Ursache.

Welche Rolle spielt die Ernährung in der Krankheitsentstehung?

Chronisch entzündliche Darmerkrankungen sind Krankheitsbilder, die erst seit etwa achtzig Jahren beschrieben werden. Möglicherweise steht die in diesem Zeitraum deutlich veränderte Ernährung, zumindest im Bereich der westlichen Industriestaaten, in einem Zusammenhang mit der Krankheitsentstehung. Auch heute weisen beide Erkrankungen noch eine höhere Inzidenz in westlichen Industrieländern als in weniger industrialisierten Ländern und in Entwicklungsländern auf. Die in diesem Zusammenhang diskutierten Ernährungsfaktoren sind insbesondere raffinierte Zucker, gehärtete Fette (sog. Transfettsäuren), Milchzucker, Karragenine (Substanzen, die aus Algen gewonnen und von der Nahrungsmittelindustrie in breitem Umfang als Stabilisatoren eingesetzt werden).

Allerdings konnte bisher weder eine Ausheilung der Erkrankung noch eine Verbesserung des Krankheitsverlaufs durch diätetische Maßnahmen nachgewiesen werden. Mangelernährung, die durch das Weglassen einzelner Nahrungskomponenten leicht entstehen kann, muß deshalb in jedem Fall vermieden werden.

Verschiedene Untersuchungen zeigten, daß Patienten mit Morbus Crohn als Kinder wesentlich kürzere Zeiten gestillt wurden als vergleichbare gesunde Menschen. Dies kann bedeuten, daß entweder das Stillen selbst einen schützenden Effekt hat oder daß die Flaschennahrung zu einer, z. B. immunologisch vermittelten Schädigung des Darms führt.

Zusammenfassung

Bislang konnten weder ein einzelnes infektiöses Agens (Virus oder Bakterie) noch bestimmte Nahrungsbestandteile als Verursacher des Morbus Crohn bzw. der Colitis ulcerosa identifiziert werden.

Eine Infektiosität beider Erkrankungen beim Menschen ist unwahrscheinlich.

Ein ursächlicher Zusammenhang zwischen Ernährungsfaktoren, der Entstehung und dem Verlauf von Morbus Crohn und Colitis ulcerosa ist nicht belegt.

10 Welche Begleiterscheinungen treten beim Morbus Crohn außerhalb des Magen-Darmtrakts auf?

In Verbindung mit dem Morbus Crohn können vielfältige begleitende Beschwerden oder Erkrankungen außerhalb des Magen-Darmtrakts auftreten (vgl. Abb. 10-1).

Hautveränderungen entstehen in Form von schubweise auftretenden, blauroten, schmerzhaften, knotigen Verdickungen (Infiltrationen) an den Streckseiten der Unterschenkel; man spricht dann von einer Knotenrose (Erythema nodosum).

An Armen und Beinen kann eine weitere Hauterkrankung auftreten, die wie ein »Pustelausschlag« beginnt und zu münz- bis handtellergroßen Hautgeschwüren führen kann. Man spricht dann von einem Pyoderma gangraenosum. Dieses heilt bei entsprechender Behandlung unter Narbenbildung ab.

Inwieweit die Schuppenflechte (Psoriasis vulgaris) gehäufter beim Morbus Crohn als in der übrigen Bevölkerung vorkommt, bedarf noch weiterer Untersuchungen.

Eine weitere Begleiterscheinung beim Morbus Crohn stellen *Gelenkbeschwerden* dar. Schmerzen in den großen Gelenken von Armen und Beinen sowie Schmerzen im Bereich des Kreuzbeins und der Wirbelsäule können in Verbindung mit dem Morbus Crohn vorkommen. Man spricht dann von Begleitarthralgien. Es kann dabei zu entzündlichen Veränderungen zwischen Darm- und Kreuzbein kommen. Gelenkbeschwerden treten insgesamt bei etwa 25 % der Patienten mit einem Morbus Crohn auf. Die Häufigkeit dieser Begleiterscheinungen ist abhängig von der Ausdehnung des Morbus Crohn, also davon, ob nur die letzte Dünndarmschlinge befallen ist oder z. B. letzte Dünndarmschlinge und gesamter Dickdarm.

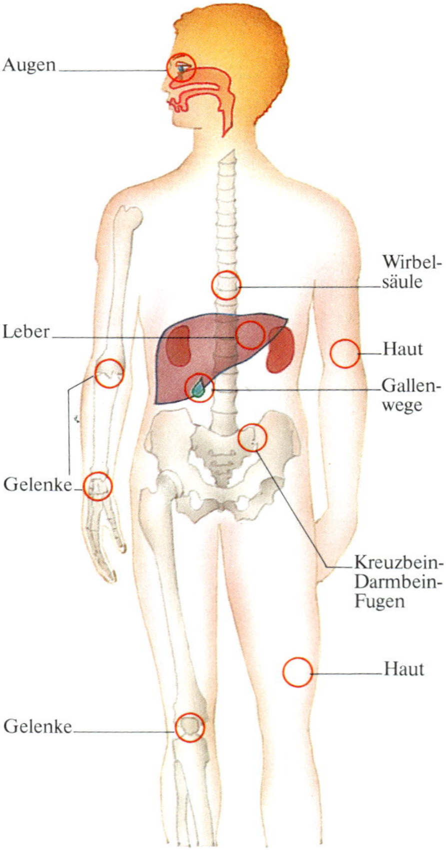

Abb. 10-1: Lokalisation möglicher Begleiterkrankungen beim Morbus Crohn außerhalb des Magen-Darmtrakts

Chronisch entzündliche Veränderungen der Wirbelsäulengelenke einschließlich des Bandapparats der Bandscheiben und wirbelsäulennaher Gelenke können ebenfalls vorkommen.

Veränderungen der *Mundschleimhaut* in Form schmerzhafter, bis zu linsengroßer, rundlicher, geröteter Infiltrate mit einem gelblich-gräulichen Belag (Aphthen) können ein Begleitsymptom des Morbus Crohn sein. Seltener finden sich Geschwüre des Mundbodens, des Gaumens oder der Lippen. In seltenen Fällen treten Schwellungen der Lippen und ausgedehntere Veränderungen der Mundschleimhaut auf.

Augenveränderungen in Form von Entzündungen der Bindehaut und anderer Augenabschnitte können begleitend zum Morbus Crohn vorkommen.

Gallenblasensteine können bei Patienten mit der Crohn-Krankheit entstehen. In einer großen Untersuchungsserie wurden sie besonders bei denjenigen Patienten mit einem Morbus Crohn gefunden, bei denen die letzte Dünndarmschlinge krankhaft verändert war.

Ebenfalls können *Nierensteine* eine Komplikation der Crohn-Krankheit darstellen. Am häufigsten werden diese durch eine erhöhte Aufnahme der sogenannten Oxalsäure mit nachfolgender Bildung von Oxalatsteinen verursacht. Durch Vermeidung besonders oxalsäurehaltiger Nahrungsmittel kann die vermehrte Aufnahme von Oxalsäure gesenkt werden.

Durch entzündliche Prozesse im rechten Unterbauch mit Verklebung von Darmschlingen und Ausbildung eines Konglomerats kann es zu einer Einengung des Harnleiters kommen; dadurch ist der freie Abfluß des Urins aus der Niere behindert, es resultiert ein *Harnstau*. In der Regel ist dieser einseitig.

In seltenen Fällen kommt es beim Morbus Crohn zu einer *Mitbeteiligung der Leber und der Gallenwege*. Diese Begleiterscheinung kann an veränderten Blutwerten (Leberenzyme) abgelesen werden. Mikroskopisch finden sich in der Leber manchmal ebenfalls Granulome (knötchenförmige Anhäufungen bestimmter Zellen) wie sie auch in der Darmschleimhaut nachweisbar sind. In sehr seltenen Fällen treten entzündliche Veränderungen der Gallenwege auf, die allerdings erst durch spezielle Untersuchungen festgestellt werden können.

Zusammenfassung

Eine Beteiligung anderer Organe ist beim Morbus Crohn und bei der Colitis ulcerosa möglich. Allerdings bestehen hinsichtlich der Häufigkeit des Vorkommens der Begleiterkrankungen zwischen den beiden chronisch entzündlichen Darmerkrankungen gewisse Unterschiede. Insbesondere können Gelenkbeschwerden, Hautveränderungen, Augenentzündungen, seltener eine Beteiligung von Leber und Gallenwegen, Gallenblasen- und Nierensteine auftreten. Manchmal stehen Hautveränderungen und Augenentzündungen unklarer Ursache sowie unbestimmte Gelenkbeschwerden am Beginn der Crohn-Krankheit. Meistens treten diese Begleiterkrankungen dann auf, wenn die Aktivität der entzündlichen Darmerkrankung ansteigt.

11 Schwangerschaft und Morbus Crohn

Da die Crohn-Krankheit überwiegend die jüngeren Altersgruppen betrifft, stellen sich für erkrankte Frauen hinsichtlich einer *Schwangerschaft* verschiedene Fragen:

- Ist eine Schwangerschaft nach Feststellung dieser Krankheit überhaupt möglich?
- Ist die Fruchtbarkeit bei dieser Erkrankung herabgesetzt?
- Beeinflußt der Morbus Crohn den Schwangerschaftsverlauf und die Kindesentwicklung?
- Beeinflußt umgekehrt die Schwangerschaft den Verlauf des Morbus Crohn?
- Kann der Morbus Crohn, falls während der Schwangerschaft eine Verschlechterung eintritt, mit Medikamenten behandelt werden, und was bedeutet eine Medikamentenbehandlung für das Kind?
- Können Frauen mit einem Morbus Crohn nach Operationen, eventuell mit der Folge eines endgültigen oder vorübergehenden künstlichen Darmausgangs, schwanger werden?

Grundsätzlich gilt nach verschiedenen umfangreichen Untersuchungen über Schwangerschaftsverläufe bei Frauen mit einem Morbus Crohn, daß diese Erkrankung *keinesfalls* eine Schwangerschaft verbietet oder unmöglich macht. Allgemeine Empfehlungen, an einem Morbus Crohn erkrankte Frauen sollten eine Schwangerschaft vermeiden, sind *nicht* angebracht. Wenn bestimmte Gesichtspunkte beachtet werden, können erkrankte ebenso wie gesunde Frauen einen unkomplizierten Schwangerschaftsverlauf erwarten. Dieses gilt im übrigen auch für jene Frauen, bei denen wegen eines ausgedehnten Morbus Crohn und erfolgloser Medikamentenbehandlung eine Darmoperation mit Anlage eines künstlichen Darmausgangs notwendig wurde.

Allgemein ist davon auszugehen, daß sich die Fruchtbarkeit von Frauen mit einem Morbus Crohn nicht von der gesunder Frauen unterscheidet. Allerdings kann sie in Phasen erhöhter Entzündungsaktivität (Verschlechterung des Allgemeinbefindens, hohe Anzahl von Durchfällen, Bauchschmerzen, Fieber, Gewichtsabnahme, Blutarmut) im Vergleich zur normalen Bevölkerung herabgesetzt sein. Diese verminderte Fruchtbarkeit ist dann ein Resultat der augenblicklichen Schwere der Erkrankung. Die ausbleibende Periodenblutung in einer solchen Krankheitsphase macht die Umstellung des Hormonzyklus deutlich. In einem solchen Stadium der Erkrankung ist ohnehin eine Schwangerschaft zu vermeiden, zumal eine sehr intensive Behandlung mit hohen Medikamentendosen notwendig wird.

In umfangreichen Studien hat sich gezeigt, daß die meisten Frauen mit einem Morbus Crohn in einer Phase geringer Krankheitsaktivität schwanger wurden.

Beginnt die Erkrankung erstmals während einer Schwangerschaft oder unmittelbar nach der Entbindung (plötzliche Durchfälle und Bauchschmerzen im Wochenbett), kann es zu einem schweren Krankheitsverlauf kommen. Durch die heutigen Behandlungsmöglichkeiten (Medikamente, Sondenernährung) kann jedoch die Entzündungsaktivität ausreichend unterdrückt werden. Grundsätzlich stellt die Verschlechterung des Morbus Crohn keinen Grund zur Schwangerschaftsunterbrechung dar, zumal ein Nutzen einer solchen Unterbrechung für den Krankheitsverlauf nicht bewiesen ist. Nur in seltenen Fällen, bei Auftreten schwerer Komplikationen wie Darmverschluß oder Darmdurchbruch und der Notwendigkeit einer chirurgischen Behandlung, kann in der Frühschwangerschaft eine Unterbrechung oder in der Spätschwangerschaft eine vorzeitige Entbindung erforderlich sein, aber hierbei handelt es sich um Ausnahmen. Insgesamt ist eine nachteilige Wirkung der Schwangerschaft auf den Krankheitsverlauf selten. Aus den bisher bekannten Untersuchungen ergibt sich, daß die Schwangerschaft den Morbus Crohn nur wenig beeinflußt, zumal wenn man die Häufigkeit von Verschlechterungen und Besserungen der Beschwerden während des Krankheitsverlaufs außerhalb der Schwangerschaft zugrunde legt.

Einfluß des Morbus Crohn auf die Schwangerschaft?

Eine wichtige Frage gilt dem Einfluß der Darmerkrankung auf den Schwangerschaftsverlauf und die Entwicklung des ungeborenen Kindes. Nach Analyse einer großen Zahl von Schwangerschaften bei Frauen mit Morbus Crohn wurde festgestellt, daß sich die Wahrscheinlichkeit, ein gesundes Kind zu gebären, zwischen diesen und gesunden Frauen *nicht* unterscheidet; d. h. die Häufigkeit von Fehl- oder Totgeburten sowie angeborenen Fehlbildungen lag bei den kranken Frauen *nicht* höher als in der übrigen Bevölkerung. Auch Untergewicht und Unreife des Kindes traten bei Schwangeren mit einem Morbus Crohn nicht häufiger auf als in der Normalbevölkerung. Die wenigen in der Literatur beschriebenen Fehlbildungen von Kindern erkrankter Mütter sind so verschiedenartig, daß kein Zusammenhang mit der Darmerkrankung der Frauen anzunehmen ist. Zu einer erhöhten Zahl von Fehlgeburten kann es kommen, wenn der Morbus Crohn während einer Schwangerschaft erstmals auftritt oder sich bei bereits bekannter Erkrankung eine sehr hohe Entzündungsaktivität entwickelt.

Allgemein kann gesagt werden, daß der Morbus Crohn keinen ungünstigen Einfluß auf den Schwangerschaftsverlauf ausübt.

Verlauf des Morbus Crohn während der Schwangerschaft

Wie verhält es sich umgekehrt, beeinflußt die Schwangerschaft den Morbus Crohn, d.h. den Verlauf dieser Erkrankung? Nach verschiedenen Untersuchungsreihen bei insgesamt 437 Schwangeren mit einem Morbus Crohn kam es *bei etwa 75% der Frauen zu keiner Veränderung des Krankheitsverlaufs.* Kommt es während der Schwangerschaft zu einer Verschlechterung der Erkrankung, so tritt sie meistens im ersten Abschnitt der Schwangerschaft oder in der Phase nach der Entbindung auf, seltener verschlechtert sich der Morbus Crohn im zweiten oder dritten Schwangerschaftsabschnitt. Möglicherweise hängt diese Erscheinung mit veränderten Hormonkonzentrationen im Blut zusammen. Befindet sich der Morbus Crohn zu Beginn einer Schwangerschaft in einer Ruhephase, so ist davon auszugehen, daß der Krankheitsverlauf unverändert bleibt. Besteht zu Beginn der Schwangerschaft eine erhöhte Entzündungsaktivität, so kommt es eher zu einer Verschlechterung oder zu einer Zunahme der Beschwerden. Auch diese Beobachtung zeigt, daß der Schwangerschaftsbeginn möglichst in der ruhigen, inaktiven Phase der Crohn-Krankheit liegen sollte.

Weder vom Salazosulfapyridin noch von den Steroiden sind bei schwangeren Frauen mit einem Morbus Crohn schädigende Wirkungen auf das Ungeborene beschrieben worden. Beide Substanzen bzw. ihre Abbauprodukte passieren zwar den Mutterkuchen und können somit in den Blutkreislauf des Kindes übergehen, jedoch geschieht dies in so geringen Mengen, daß eine Schädigung bisher nicht beobachtet wurde.

Insbesondere kann Salazosulfapyridin ohne Befürchtungen eingesetzt werden. Es ist verständlich, daß betroffene Frauen und behandelnde Ärzte gegenüber Steroiden noch zurückhaltender sind, und man wird sich auch eher, wenn notwendig, zu einer zusätzlichen Behandlung mit einer »Astronautendiät« entschließen, zumal diese ohne Nebenwirkungen ist und gleichzeitig den Ernährungszustand zu verbessern vermag. Aber es muß rechtzeitig erkannt werden, ob nicht durch eine Verschlechterung des Morbus Crohn eine Gefahr für die Schwangerschaft entsteht und diese durch eine medikamentöse Behandlung eingegrenzt werden kann. Vor diesem Hintergrund kann es sehr nützlich sein, Salazosulfapyridin und Steroide einzusetzen oder diese nicht bei Beginn einer Schwangerschaft abzusetzen. Angestrebt wird immer eine möglichst niedrige Medikamentendosis.

Wünscht eine Mutter ihr Kind zu stillen, während sie mit Salazosulfapyridin behandelt wird, muß ihr davon nicht abgeraten werden. Zwar gehen auch Teile des Medikaments in die Muttermilch über, die Konzentrationen, die das Kind aufnimmt, sind jedoch vernachlässigbar klein. Die Kortisonmedikation sollte während der Stillperiode auf eine Minimaldosis herabgesetzt werden.

Behandlung des Morbus Crohn während der Schwangerschaft

Welche Medikamente dürfen zur Behandlung des Morbus Crohn während der Schwangerschaft eingesetzt werden, welchen Einfluß haben sie auf das ungeborene Kind, und dürfen sie in der Stillperiode eingenommen werden

Grundlage der medikamentösen Behandlung des Morbus Crohn sind Steroide. Seltener werden zellhemmende Substanzen eingesetzt, manchmal werden Behandlungen mit Metronidazol versucht.

Wenn möglich wird man versuchen, während einer Schwangerschaft ohne Medikamente auszukommen. Häufig ist jedoch die Fortführung der Behandlung notwendig, entweder, um eine Verschlechterung zu verhindern oder um eine erhöhte

Entzündungsaktivität zurückzudrängen. Medikamente wie Azathioprin oder 6-Mercaptopurin oder Metronidazol dürfen in der Schwangerschaft *nicht* eingesetzt werden (vgl. Kapitel über unerwünschte Arzneimittelwirkungen, S. 102/103); außerdem ist ihre Wirkung beim Morbus Crohn nicht so gesichert wie die der Steroide und des Salazosulfapyridins.

Ein nachteiliger Einfluß der am häufigsten eingesetzten Medikamente Salazosulfapyridin (bestehend aus der Trägersubstanz Sulfapyridin und der wirksamen Komponente 5-Aminosalicylsäure) und Steroide auf die weibliche Fruchtbarkeit ist *nicht* bekannt. Eine Schwangerschaft während einer Behandlung mit Azathioprin oder Metronidazol *muß* wegen möglicher, schädigender Wirkungen auf das ungeborene Kind vermieden werden. Während einer solchen Behandlung ist der Schwangerschaftsverhütung besondere Beachtung zu widmen. Es sei in diesem Zusammenhang erwähnt, daß Salazosulfapyridin bei Männern, die das Medikament wegen eines Morbus Crohn oder einer Colitis ulcerosa einnehmen, zu einer vorübergehenden verminderten Fruchtbarkeit durch Reifungsstörung und Herabsetzung der Zahl der Samenzellen führen kann. Nach Absetzen des Medikaments kommt es zu einer vollständigen Normalisierung. Komplikationen des Morbus Crohn, wie Fisteln zwischen einem Darmsegment und den äußeren oder inneren weiblichen Geschlechtsorganen, können eine erhebliche Einschränkung der Zeugungsmöglichkeit darstellen. Solche Fisteln können und sollen durch geeignete Maßnahmen, nach gemeinsamer Beratung mit Frauenarzt, Chirurg und Internist, beseitigt werden.

Schwangerschaft und Ileostoma

Frauen, die wegen des Morbus Crohn operiert werden und einen künstlichen Darmausgang (Ileostoma) haben, gebären mit gleicher Wahrscheinlichkeit ein gesundes Kind wie gesunde Frauen. Die Schwangerschaftsverläufe bei Frauen mit einem Ileostoma unterscheiden sich nicht hinsichtlich Gewichtszunahme und Einsetzen der Wehentätigkeit von gesunden Frauen; auch das Gewicht der geborenen Kinder war in beiden Gruppen vergleichbar. Ebenso zeigte der Verlauf unmittelbar nach der Entbindung keine Unterschiede zwischen erkrankten und gesunden Frauen. Bei 60% der Ileostomaträgerinnen war nach einer Untersuchungsserie die Geburt auf natürlichem Weg möglich, bei 40% mußte wegen postoperativer Verwachsungen ein Kaiserschnitt vorgenommen werden.

Es versteht sich von selbst, daß dieser Kreis von Frauen regelmäßig und intensiv während einer Schwangerschaft gemeinsam von Frauenarzt, Chirurg und Internist betreut werden sollte.

Zusammenfassung

Frauen mit einem Morbus Crohn können und dürfen schwanger werden, ohne daß sie sich selbst oder das ungeborene Kind gefährden. Der Schwangerschaftsbeginn sollte in der ruhigen, inaktiven Krankheitsphase liegen. In der aktiven Erkrankungsphase dagegen sollte eine Schwangerschaft vermieden werden. Die Fort- oder Durchführung einer Behandlung mit Salazosulfapyridin und/oder Steroiden während der Schwangerschaft ist ohne Gefährdung für das Kind möglich. Die Medikamente sollten am Schwangerschaftsbeginn nicht abrupt abgesetzt werden, es sei denn, es geschieht in Absprache mit einem erfahrenen Arzt, der den bisherigen Krankheitsverlauf überblickt.

Eine vorausgegangene Darmoperation oder gar ein Ileostoma stellen keine Gründe dar, eine Schwangerschaft zu verhindern.

Wenn eine Schwangerschaft gewünscht ist, sollte sich die betroffene Frau mit ihrem Arzt, der über genaue Ausdehnung und Grad der Entzündung informiert ist, zunächst beraten. Nach Feststellen der Entzündungsaktivität muß über die Behandlung oder das Absetzen der Medikamente entschieden werden.

Sollten Komplikationen des Morbus Crohn vorliegen, z. B. ausgedehnte Fisteln, sehr schlechter Ernährungszustand, weitgehende Verengung eines Darmabschnitts mit immer wiederkehrenden krampfartigen Schmerzen, so ist von einer Schwangerschaft zunächst abzuraten und die Komplikation zu beseitigen.

Wenn bei einer ersten Schwangerschaft während der Crohn-Krankheit Probleme aufgetreten sind, müssen diese nicht auch während einer zweiten Schwangerschaft eintreten.

Während einer Schwangerschaft sollte eine regelmäßige Betreuung, gemeinsam durch Frauenarzt und Internist, angestrebt werden, um bei ersten Anzeichen einer Verschlechterung des Morbus Crohn eine entsprechende Behandlung einzuleiten.

12 Colitis ulcerosa und Schwangerschaft

Wie bereits für den Morbus Crohn beschrieben, ergeben sich im Zusammenhang mit einer Schwangerschaft auch bei Patientinnen mit Colitis ulcerosa folgende Fragen:

- Wird die Schwangerschaft durch Colitis ulcerosa gefährdet?
- Ist die Fruchtbarkeit bei Patientinnen mit Colitis ulcerosa beeinträchtigt?
- Beeinflußt die Schwangerschaft den Verlauf der Colitis ulcerosa?
- Welche Rolle spielen die Medikamente während der Schwangerschaft?

Schädigungen des Kindes wie Untergewicht, Unreife, Mißbildungen oder Totgeburt treten bei Patientinnen mit Colitis ulcerosa nicht gehäufter auf als in der Normalbevölkerung. Es wurde sogar die Erscheinung beobachtet, daß bei Patientinnen mit Colitis ulcerosa Komplikationen unterhalb der Rate der Allgemeinbevölkerung lagen.

Die Fruchtbarkeit bei diesen Patientinnen ist in keiner Weise eingeschränkt. Nach einer großen Untersuchung in England wurden nur 6,8 % der Frauen mit Colitis ulcerosa und bestehendem Kinderwunsch nicht schwanger, verglichen mit etwa 10 % aus der Normalbevölkerung mit Kinderwunsch.

Beeinflußt die Schwangerschaft die Colitis ulcerosa?

Etwa ein Drittel der Patientinnen ohne erhöhte Entzündungsaktivität erleiden während der Schwangerschaft einen entzündlichen Schub mit vermehrten Beschwerden; am häufigsten treten diese im ersten Schwangerschaftsdrittel auf, seltener im Wochenbett. Während früher der Krankheitsverlauf von Patientinnen, bei denen die Colitis ulcerosa erstmals während der Schwangerschaft oder im Wochenbett auftrat, als besonders ungünstig angesehen wurde, wird dieses heute mit einer möglichen und frühzeitigen Anwendung von Medikamenten (Salazosulfapyridin, Mesalazin, Kortisonpräparate) nicht mehr in gleicher Weise beobachtet.

Medikamentöse Behandlung und Schwangerschaft

Wie bereits in dem Kapitel über Zusammenhänge Morbus Crohn/Schwangerschaft beschrieben, gibt es keine Hinweise dafür, daß Mutter oder Kind durch die medikamentöse Behandlung mit Salazosulfapyridin oder Kortisonpräparaten geschädigt werden. Vielmehr ist ein Absetzen der Medikamente während der Schwangerschaft, auch im Hinblick auf die mögliche Zunahme der Entzündungsaktivität der Colitis ulcerosa, ungünstig und keinesfalls gerechtfertigt. Das Risiko einer Verschlechterung der Colitis ulcerosa während der Schwangerschaft ist weitaus bedeutender als befürchtete unerwünschte Arzneimittelwirkungen.

Bei Eintritt einer Schwangerschaft sollte die Patientin gemeinsam mit dem betreuenden Gynäkologen und einem mit der Erkrankung vertrauten Arzt über die weitere Behandlung entscheiden. Das abrupte Absetzen der Medikamente ist keinesfalls angebracht.

Salazosulfapyridin muß während der Stillzeit nicht abgesetzt werden. Die Konzentrationen des Medikaments in der Muttermilch sind relativ gering, die Mengen, die auf das Kind übergehen, sind vernachlässigbar klein.

Zusammenfassung

Die Colitis ulcerosa hat keinen negativen Einfluß auf den Verlauf der Schwangerschaft.

Umgekehrt kann die Schwangerschaft bei etwa ein Drittel der Patientinnen mit Colitis ulcerosa die Erkrankung verschlechtern. Durch die heute mögliche Behandlung sind diese Verschlechterungen jedoch beherrschbar.

Die Fruchtbarkeit ist bei Patientinnen mit Colitis ulcerosa nicht eingeschränkt.

Während der Schwangerschaft sollte die medikamentöse Behandlung bei Patientinnen mit Colitis ulcerosa fortgeführt werden. Ein abruptes Absetzen der Medikamente ist ungünstig.

Während der Schwangerschaft sollte eine regelmäßige gemeinsame Betreuung durch einen erfahrenen Arzt und den Gynäkologen erfolgen.

13 Ist das Krebsrisiko bei chronisch entzündlichen Darmerkrankungen erhöht?

Mögliche Zusammenhänge zwischen bösartigen Tumoren des Dünn- und Dickdarms und Colitis ulcerosa oder Morbus Crohn werden immer wieder diskutiert. Seit 1928 wurden zunächst verschiedene Einzelbeobachtungen über das Auftreten eines Dickdarmkarzinoms bei Colitis ulcerosa mitgeteilt. Erst später wurde in großen epidemiologischen Studien systematisch der Frage nachgegangen, ob tatsächlich ein erhöhtes Krebsrisiko für Patienten mit einer Colitis ulcerosa besteht. Seit Mitte der siebziger Jahre wurde versucht, mit gleicher Fragestellung verläßliche Daten auch für den Morbus Crohn zu erheben.

In diesem Zusammenhang ergeben sich mehrere Fragen:

- Ist das Krebsrisiko für Patienten mit Colitis ulcerosa oder Morbus Crohn im Vergleich zur Normalbevölkerung tatsächlich erhöht?
- Welche Faktoren spielen im einzelnen für das Krebsrisiko eine Rolle und wie hoch ist das Risiko einzuschätzen?
- Ist ein individuelles Risiko für den einzelnen Patienten abschätzbar?
- Sind regelmäßige »Überwachungsuntersuchungen« notwendig, wie müssen diese durchgeführt werden, und welche Möglichkeiten der Früherkennung gibt es?

- Muß bei stark erhöhtem Risiko nach langer Laufzeit der Colitis ulcerosa die chirurgische Entfernung des Dickdarms (Kolektomie) erfolgen?

Diese Fragen sollen für die Colitis ulcerosa und den Morbus Crohn getrennt beantwortet werden, zumal es zwischen beiden Erkrankungen hinsichtlich des Krebsrisikos statistische Unterschiede gibt.

Colitis ulcerosa und Krebsrisiko

Sehr sorgfältig durchgeführte Studien mit großen Patientenkollektiven haben für Patienten mit Colitis ulcerosa ein erhöhtes Risiko ergeben, im Krankheitsverlauf an einem bösartigen Dickdarmtumor zu erkranken. Das Ausmaß des Krebsrisikos wird sehr unterschiedlich angegeben; diese differierenden Angaben resultieren aus unterschiedlichen Patientengruppen, die untersucht wurden. So ist es ein wesentlicher Unterschied, ob nur Patienten aus einem spezialisierten Krankenhaus oder ob alle Patienten einer bestimmten Region eines Landes, die an Colitis ulcerosa erkrankt waren, beobachtet und untersucht wurden.

Kürzlich hat eine schwedische Arbeitsgruppe Ergebnisse vorgelegt, die durch eine Untersuchung an 3117 Patienten mit Colitis ulcerosa in sechs Bezirken Schwedens gewonnen wurden. Dabei zeigte sich, daß die Häufigkeitsrate für ein Dickdarmkarzinom, insbesondere für Patienten mit einer Colitis ulcerosa des gesamten Dickdarms (Pankolitis), verglichen mit der Normalbevölkerung, deutlich erhöht ist; bei einer Colitis ulcerosa, die auf den linken Dickdarm (»linksseitige Kolitis«) beschränkt ist, liegt ein mäßig erhöhtes Risiko vor.

In den verschiedenen Mitteilungen wird das gehäufte Krebsrisiko nach zwanzigjähriger Laufzeit der Colitis ulcerosa mit 5% oder 7% angegeben, für die Gruppe der Patienten mit einer Pankolitis beträgt das Risiko zwischen 7 und 12%.

Nach den verschiedenen bisher vorgelegten Untersuchungsergebnissen besteht kein Zweifel daran, daß bei der Colitis ulcerosa mit einem erhöhten Krebsrisiko gerechnet werden muß.

Folgende Faktoren beeinflussen dieses Risiko:

- Das Krebsrisiko nimmt mit der Ausdehnung der Colitis ulcerosa zu. Patienten mit einer Kolitis des gesamten Dickdarms haben ein höheres Risiko als jene mit einer nur auf den linken Dickdarm beschränkten Kolitis. Der Zeitraum zwischen Beginn der Colitis ulcerosa und der Krebsentstehung ist für die Lokalisation der Kolitis nicht unterschiedlich; er beträgt im Mittel 21 Jahre.

- Es besteht ein klarer Zusammenhang zwischen Krebsrisiko und Krankheitsdauer. Mit zunehmender Krankheitsdauer der Colitis ulcerosa nimmt die Gefahr, daß sich ein Dickdarmkarzinom entwickelt, kontinuierlich zu.

- Das Alter des Patienten bei Diagnosestellung der Colitis ulcerosa scheint ein Risikofaktor zu sein, der offensichtlich auch von der Krankheitsdauer unabhängig ist.

- Die Aktivität der Entzündung der Darmschleimhaut hat im Zusammenhang mit der Karzinomentstehung eine untergeordnete Bedeutung. Es ist beobachtet worden, daß auch in Schleimhautbezirken ohne aktive Entzündung Karzinome entstehen können.

Vermehrte Karzinome außerhalb des Dickdarms bei Colitis ulcerosa?

In der Literatur finden sich einzelne Mitteilungen über bösartige Tumoren außerhalb des Dickdarms bei Patienten mit Colitis ulcerosa. Da Veränderungen an den Gallenwegen als eine extraintestinale Manifestation der Colitis ulcerosa vorkommen können und bei dieser Erkrankung ein erhöhtes Risiko für einen Gallengangskrebs besteht, wurde insgesamt ein gehäuftes Auftreten dieser Karzinome bei Patienten mit Colitis ulcerosa diskutiert. Die Mitteilungen in der Literatur sind jedoch sehr widersprüchlich, genaue statistische Angaben zur Häufigkeit des Gallengangskarzinoms liegen nicht vor, zumal diese Erkrankung insgesamt sehr selten ist. In der erwähnten großen schwedischen Untersuchung wurde keine erhöhte Häufigkeit von Tumoren außerhalb des Dickdarms bei Colitis ulcerosa nachgewiesen.

Gibt es Vorstadien einer bösartigen Entwicklung, die frühzeitig entdeckt werden können?

Durch die wirksame medikamentöse Behandlung können auch schwere Verläufe der Colitis ulcerosa über viele Jahre erfolgreich beherrscht werden. Sowohl dem Patienten als auch dem behandelnden Arzt fällt in einer solchen Situation der Entschluß zur chirurgischen Entfernung des gesamten Dickdarms schwer. Bei langer, mehr als zehnjähriger Laufzeit der Erkrankung muß jedoch Vorsorge dafür getroffen werden, möglichst frühzeitig die Entwicklung einer bösartigen Neubildung zu erkennen.

Eine Möglichkeit besteht in der Erfassung einer sogenannten *Dysplasie*; dabei handelt es sich um Zellveränderungen, die als Vorstufe zur Karzinomentstehung gelten. Man weiß, daß sich bösartige Tumoren über diese Zellveränderungen entwickeln. Diese Dysplasien sind in den Gewebeproben, die während der Dickdarmspiegelung entnommen werden, erkennbar und entsprechen noch nicht einem bösartigen Wachstum. Sie können in der Umgebung von Tumoren oder auch weit entfernt in nicht bösartig veränderter Schleimhaut gefunden werden. Die Erkennung dysplastischer Schleimhautveränderungen in der Krebsvorsorge ist unumstritten, auch wenn der Begriff nicht ganz einheitlich definiert ist.

Wie sollen Überwachungsuntersuchungen durchgeführt werden?

Da man Dysplasien als mögliche Vorstufe der Krebsentstehung in den Gewebeproben erkennen kann, ist man davon ausgegangen, daß durch regelmäßige Dickdarmspiegelungen mit Gewebeentnahme in einem höheren Prozentsatz Karzinome im frühen Stadium oder Zellveränderungen mit der Möglichkeit der Entartung zu entdecken sind und daß durch eine rechtzeitige Operation die Lebensaussichten verbessert werden können. Dieses Vorgehen ermöglicht, zumindest in einem bestimmten Prozentsatz, der Krebsentstehung vorzubeugen. Weitere Studien müssen zeigen, ob dieser Ansatz die Erfolge ermöglicht, die von diesem Vorgehen erhofft werden, oder ob zukünftig bessere Methoden zur Verfügung stehen werden, um frühzeitig eine Karzinomentwicklung zu erkennen.

Zum gegenwärtigen Zeitpunkt wird so vorgegangen, daß nach einem Krankheitsverlauf von 7–10 Jahren bei der Pankolitis mit jährlichen Koloskopien begonnen wird; bei der linksseitigen Kolitis beginnen die Überwachungsuntersuchungen zu einem späteren Zeitpunkt, etwa zwanzig Jahre nach Krankheitsbeginn. Bei den sehr sorgfältig durchgeführten Dickdarmspiegelungen sollen in kurzen Abständen aus verschiedenen Schleimhautarealen Gewebeproben entnommen werden. Das weitere Vorgehen richtet sich nach den feingeweblichen Ergebnissen und dem Ausmaß eventuell dokumentierter Dysplasien.

Wird eine schwere, hochgradige Dysplasie gefunden, sollte die Entfernung des Dickdarms (Kolektomie) mit Anlage eines *pouch* (engl. Sack, Tasche) oder eines Ileostomas erfolgen. Diese Operation bedeutet dann gleichzeitig Heilung der Kolitis-Erkrankung und Beseitigung eines potentiellen Krebsrisikos.

Allerdings vermitteln die genannten regelmäßigen jährlichen Untersuchungen keine absolute Garantie, frühzeitig genug und in jedem Fall rechtzeitig bösartige Veränderungen der Schleimhaut zu entdecken. Deshalb muß gemeinsam mit dem behandelnden Arzt, eventuell unter Hinzuziehung eines Arztes mit besonderer Erfahrung in der Behandlung dieser Erkrankung, entschieden werden, ob nach entsprechend langem Krankheitsverlauf der Colitis ulcerosa eine Dickdarmentfernung unabhängig von den Ergebnissen der Überwachungsuntersuchung angestrebt werden muß.

Krebsrisiko beim Morbus Crohn?

Eine Erhöhung des Risikos, an einem Dünndarmkrebs zu erkranken, ist aufgrund der Seltenheit dieses Tumors statistisch nur sehr schwer zu beweisen. Die Häufigkeit von Dünndarmtumoren wird in der Normalbevölkerung mit 1 pro 100000 Menschen pro Jahr als sehr niedrig angegeben. In verschiedenen Untersuchungen wurden einzelne Fälle von Dünndarmtumoren bei Patienten mit Morbus Crohn beschrieben (4 von 676 Patienten mit Morbus Crohn am Mount Sinai Hospital in New York zwischen 1960 und 1976; 2 von 466 Patienten in der Cleveland Clinic 1955 bis 1971). Es fiel dabei auf, daß die Mehrzahl der Tumoren in der letzten Dünndarmschlinge (terminales Ileum) oder in einer operativ von der normalen Nahrungspassage ausgeschlossenen Darmschlinge lokalisiert war. Dieses Operationsverfahren wird im übrigen heute nicht mehr angewandt.

Kürzlich hat eine schwedische Arbeitsgruppe nach Untersuchungen an 1655 Patienten mit einem Morbus Crohn ein erhöhtes Risiko für ein Dickdarmkarzinom mitgeteilt, das jedoch deutlich unter dem der Patienten mit Colitis ulcerosa liegt. Das erhöhte Risiko betraf nicht die Patienten mit einem Crohn-Befall des terminalen Ileums, wohl aber jene, bei denen ein Befall des terminalen Ileums und Dickdarms oder bei denen ein ausgedehnter Befall des Dickdarms vorlag.

Langjährig bestehende, chronische Fisteln neigen möglicherweise zu besonderen Karzinomen der Haut, wenn auch für diese Annahme sichere Daten fehlen; allerdings ist nach Einzelbeobachtungen auf diesen möglichen Zusammenhang hingewiesen worden.

Aufgrund der Seltenheit des Auftretens eines Karzinoms bei Patienten mit einem Morbus Crohn erscheint es gegenwärtig nicht gerechtfertigt, regelmäßige endoskopische Überwachungsuntersuchungen zur Vorbeugung durchzuführen.

Zusammenfassung

Das Risiko, an einem Dickdarmkrebs zu erkranken, ist für Patienten mit einer Colitis ulcerosa deutlich höher als in der Normalbevölkerung; dies gilt insbesondere für Patienten mit einer Pankolitis. Krankheitsdauer, Ausdehnung der Erkrankung und Alter bei Krankheitsbeginn sind Faktoren, die das Krebsrisiko beeinflussen.

Durch eine regelmäßige endoskopische Überwachung (Dickdarmspiegelung) mit stufenweiser Entnahme von Gewebeproben besteht die Möglichkeit, die Entwicklung eines Karzinoms im Dickdarm frühzeitig zu erkennen. Werden schwere Zellveränderungen (Dysplasien) nachgewiesen, ermöglicht die Entfernung des Dickdarms (Kolektomie) eine Heilung.

Das Risiko, an einem Karzinom zu erkranken, gilt auch für Patienten mit einem Morbus Crohn, allerdings in deutlich abgeschwächter Form. Die Seltenheit der Tumorerkrankung bei langjährigem Morbus Crohn rechtfertigt es bisher nicht, regelmäßige Überwachungsuntersuchungen als Früherkennungsmaßnahme durchzuführen.

14 Behandlung des Morbus Crohn

Da die genaue Ursache der Crohn-Krankheit bislang unbekannt ist, besteht keine Möglichkeit zu einer an den Ursachen der Krankheit ansetzenden Behandlung. Dennoch sind in den letzten Jahren beträchtliche Fortschritte hinsichtlich einer differenzierteren Behandlung der Crohn-Krankheit gemacht worden. Neue, nebenwirkungsärmere Medikamente wie zum Beispiel die Aminosalicylsäure oder die sogenannten neuen Kortikosteroide sind eingeführt bzw. stehen kurz vor der Einführung. Die Behandlung erfordert nicht nur großes Engagement und lange Erfahrung in der Therapie von seiten des Arztes, sondern auch die Bereitschaft zur Mitarbeit von seiten des Patienten. Durch frühzeitiges Aufsuchen eines Arztes bei auffälligen Beschwerden und durch Wahrnehmung einer konstanten ärztlichen Betreuung können ein schwerer Krankheitsverlauf, drastische Gewichtsabnahme und Komplikationen in den meisten Fällen verhindert oder in ihrer Ausprägung begrenzt werden. Neben den Medikamenten, die in der Therapie unerläßlich sind, können körperliche Ruhe, eine ausgeglichene Lebensweise, individuell ausgerichtete diätetische Maßnahmen sowie eine psychosomatische Betreuung die Behandlung positiv ergänzen. Der Ersatz von lebenswichtigen Substanzen (Vitaminen, Spurenelementen) kommt hinzu. Wenn alle erwähnten Maßnahmen zu keiner Besserung der Erkrankung führen bzw. Komplikationen auftreten, stellt die Operation einen Ausweg dar. Durch die heute zur Verfügung stehenden Astronautendiäten, die je nach Zusammensetzung getrunken werden oder über eine Ernährungssonde direkt dem Magen bzw. dem Dünndarm zugeführt werden, kann drohendes Untergewicht verhindert und der Darm über längere Zeit entlastet werden. Die ausschließliche Ernährung über die Venen wird nur noch bei sehr schwer ausgeprägten Krankheitsbildern durchgeführt.

Welche Voraussetzungen müssen vor Beginn einer Behandlung erfüllt sein?

Eine unabdingbare Voraussetzung vor Beginn einer Behandlung ist die Sicherung der Diagnose. Durch die Spiegelung von Dickdarm und letzter Dünndarmschlinge, die Entnahme von Gewebeproben, die Röntgenuntersuchung des Dünndarms sowie Spiegelung von Speiseröhre, Magen und Zwölffingerdarm läßt sich in der Regel die Diagnose Morbus Crohn mit hinreichender Sicherheit stellen. Eine klare, eindeutige diagnostische Zuordnung des Krankheitsbilds ist allerdings bei 10–15% der Patienten erst im längeren Krankheitsverlauf möglich.

Ort und Ausdehnung der Erkrankung, entzündliche Aktivität, Erkrankungsstadium sowie eventuell bestehende Komplikationen müssen vor Therapiebeginn bekannt sein. Neben diesen Kriterien muß die individuelle Krankheitsgeschichte berücksichtigt werden, d. h. bisheriger Verlauf der Erkrankung, bisherige Therapie, Verträglichkeit von Medikamenten, Bereitschaft des Patienten zur Mitarbeit. Die Krankheitsaktivität wird anhand einer größeren Anzahl von einzelnen Faktoren beurteilt. Durch entsprechende Gewichtung dieser Faktoren wird versucht, die Krankheitsaktivität numerisch in Form von Aktivitätsindizes auszudrücken. Der am häufigsten verwendete Aktivitätsindex (Crohn's Disease Activity Index nach Best, CDAI) berücksichtigt neben einzelnen Meßwerten (Körpergewicht, relative Anzahl der roten Blutzellen, Temperatur) auch Angaben der Patienten (Ausmaß und Grad von Bauchschmerzen, Anzahl von Durchfällen oder sehr weicher Stühle sowie das vom Patienten eingeschätzte Allgemeinbefinden). Dadurch kann die Aktivität der Entzündung bzw. der Crohn-

Krankheit definiert und zwischen einem akuten Stadium oder einer Ruhephase der Erkrankung unterschieden werden. Erfolg bzw. Mißerfolg einer Behandlung können am Verlauf dieses Indexes abgelesen werden. Das Schema, nach dem der obengenannte Aktivitätsindex berechnet wird, findet sich in Abb. 14–1. Die Patienten müssen über eine Woche Zahl der Durchfälle, Art der Bauchschmerzen und ihr Allgemeinbefinden protokollieren (vgl. Abb. 14–2).

Komplikationen

Fisteldurchbrüche mit Abszeßbildungen (Eiteransammlungen) und hohem Fieber, Darmverschluß, schwere Blutung und Darmdurchbruch mit freier Verbindung zur Bauchhöhle müssen unverzüglich operiert werden. Eine medikamentöse Behandlung ist bei diesen Komplikationen nicht möglich. Durch Medikamentenbehandlung und sonstige Maßnahmen nicht beeinflußbar hohe Entzündungsaktivität mit ausgeprägtem Gewichtsverlust, hochgradiger Blutarmut und schwerem Eiweißverlust über die entzündete Darmfläche kann ebenfalls eine Operation notwendig machen. In diesen Fällen erholen sich die Patienten meist erstaunlich rasch nach Entfernung des entzündeten Darmabschnittes.

Medikamentöse Behandlung

Wann immer möglich, sollte eine aktive Crohn-Krankheit beim ersten Auftreten oder bei späteren Entzündungsschüben (Rezidiven) medikamentös behandelt werden. Dabei sind in jedem Fall die obengenannten Komplikationen zu berücksichtigen, die eine medikamentöse Behandlung verbieten. Nach großen Therapiestudien in Nordamerika und Europa ist klargeworden, daß nur der akute Entzündungsschub eines Morbus Crohn auf eine medikamentöse Behandlung anspricht. Neuere Daten zeigen, daß möglicherweise auch bei inaktiver Crohn-Krank-

Punkte

1. Stuhlfrequenz in der letzten Woche ________ x 2 = ________
2. Grad der Bauchschmerzen (Summe über eine Woche) ________ x 5 = ________
3. Allgemeinbefinden (Summe über eine Woche) ________ x 7 = ________
4. Andere mit Morbus Crohn assoziierte Symptome (Zutreffendes bitte ankreuzen):

Iritis Uveitis	Eryth. nodos.	Pyod. gang.	Stomatit. aphth.	Gelenkschmerz Arthritis
☐	☐	☐	☐	☐

Analfissur – fisteln – abszesse	andere Fisteln	Temperaturen über 37°C in der letzten Woche höchster Wert: ________
☐	☐	☐

Anzahl der zutreffenden Punkte ________ x 20 = ________

5. Symptomatische Durchfallbehandlung, wenn ja 1 x 30 = ________
6. Resistenz im Abdomen nein = 0, fraglich = 2, sicher = 5 x 10 = ________
7. Hämatokrit ________ (Frauen 42 – Hkt, Männer 47 – Hkt) (Vorzeichen beachten) x 6 = ________
8. Gewicht ______,______ kg Standardgewicht ______,______ kg

$$\left(1 - \frac{\text{Gewicht}}{\text{Standardgewicht}} \times 100\right)$$

(Übergewicht subtrahieren) = ________

Aktivitätsindex Summe = ________

Abb. 14-1: Kriterien zur Bestimmung des Aktivitätsindexes des Morbus Crohn (Crohn's disease activity index, CDAI nach BEST)

Wochenbericht des Patienten

Name ______________________

	Tag						
Monat							
1) Anzahl flüssiger oder sehr weicher Stühle							
2) Bauchschmerzen 0 keine, 1 leicht, 2 mäßig, 3 stark							
3) Allgemeinbefinden 0 i. allg. gut, 1 nicht ganz gut 2 schlecht 3 sehr schlecht 4 unerträglich							

Abb. 14-2: Grundlage für die Berechnung des Aktivitätsindexes beim Morbus Crohn (Angaben des Patienten)

heit Medikamente wie 5-Aminosalicylsäure bzw. nach unmittelbar vorausgegangener aktiver Entzündung auch niedrig dosierte Kortikosteroide eine schubverhütende Wirkung haben. Die Medikamente können also bei einigen Patienten das Wiederaufflammen der Erkrankung nach einer Ruhephase verhindern. Eindeutige Daten zum Problem der schubverhütenden Therapie in der Ruhephase der Erkrankung werden hoffentlich in absehbarer Zeit vorliegen.

Welche Medikamente stehen zur Verfügung?

Nach den großen Therapiestudien ist der Wert von Kortisonpräparaten, insbesondere Prednisolon und Methylprednisolon, sowie von Salazosulfapyridin bei Dickdarmbefall bewiesen.

Die 5-Aminosalicylsäure als wirksame Komponente des älteren Salazosulfapyridins kann eventuell in hoher Dosierung (3–4 g pro Tag) für die Behandlung eines akuten Morbus Crohn in Zukunft von Bedeutung sein. Eine niedrigere Dosierung dieses Medikaments (1,5 g pro Tag) hilft möglicherweise zur Schubverhütung bei inaktiver Crohn-Krankheit. Zur Beurteilung der therapeutischen Wertigkeit der 5-Aminosalicylsäure bei der Behandlung des Morbus Crohn sind allerdings noch weitere klinische Studien, die zum Teil bereits begonnen wurden, notwendig.

Kortisonpräparate (Kortikosteroide)

Prednisolon ist unverändert das wichtigste Medikament bei allen schweren oder mittelschweren Formen des Morbus Crohn. Die Erkrankung spricht insbesondere bei Dünndarmbefall oder bei gleichzeitigem Dünndarm- und Dickdarmbefall auf die Behandlung mit Kortisonpräparaten an. Etwas weniger gut ist die Wirksamkeit bei isoliertem Dickdarmbefall.

Bei der Anwendung dieser Medikamente sind einige wichtige Gesichtspunkte zu berücksichtigen:

– In der akuten Krankheitsphase, das heißt bei Vorliegen einer hohen Entzündungsaktivität, muß Prednisolon ausreichend hoch dosiert werden. In den meisten Fällen reichen zu Beginn 60 mg Prednisolon pro Tag oder 48 mg Methylprednisolon pro Tag aus. Bei sehr schweren Verläufen kann die Dosis erhöht oder intravenös gegeben werden.

– Wichtig ist, daß die tägliche Dosis nicht zu schnell herabgesetzt wird. Das Medikament wird langsam, zum Beispiel in siebentägigen Intervallen, bis zu einer Erhaltungsdosis (zum Beispiel 10 mg Prednisolon pro Tag) reduziert. Bei zu rascher Reduktion der Kortisondosis besteht die Gefahr eines Wiederaufflammens des Entzündungsprozesses.

– Wird durch die Behandlung eine Ruhephase der Krankheit erreicht, dann soll die Erhaltungsdosis wenigstens ein halbes bis ein Jahr beibehalten werden. Danach kann in Abhängigkeit vom Verlauf, von der individuellen Krankengeschichte und den vorliegenden Befunden über eine ausschleichende Beendigung der Kortisonbehandlung entschieden werden.

Nachfolgend ist beispielhaft ein Behandlungsschema für **Methylprednisolon** skizziert:

48 mg	1. Woche
32 mg	2. Woche
24 mg	3. Woche
20 mg	4. Woche
16 mg	5. Woche
12 mg	6. Woche
8 mg	Erhaltungsdosis

Das Schema für **Prednisolon** lautet:

60 mg	1. Woche
40 mg	2. Woche
30 mg	3. Woche
25 mg	4. Woche
20 mg	5. Woche
15 mg	6. Woche
10 mg	Erhaltungsdosis

Sulfasalazin (Salazosulfapyridin)

Die Wirksamkeit von Salazosulfapyridin beim Morbus Crohn des Dickdarms gilt als gesichert. Das Medikament kann bei Patienten ohne frühere Behandlung im akuten Entzündungsstadium eingesetzt werden. Häufig wird Salazosulfapyridin mit einem Kortisonpräparat kombiniert.

Die durchschnittliche Tagesdosis für Salazosulfapyridin beträgt 3 g (3mal 2 Tbl. oder Drg.), manchmal ist eine Tagesdosis von 4–5 g notwendig.

Die Nebenwirkungsrate von Salazosulfapyridin ist abhängig von der jeweiligen Dosis und bei 3 g pro Tag etwa 20 %.

Es gibt unterschiedliche Verabreichungsformen für Salazosulfapyridin. Die Drageeform wird wegen eines widerstandsfähigen Überzugs weniger vom Magensaft beeinflußt und im Gegensatz zu den einfachen Tabletten weniger von der Dünndarmschleimhaut aufgenommen. Hieraus resultiert eine oftmals bessere Verträglichkeit. Hinsichtlich der therapeutischen Wirksamkeit bestehen keine Unterschiede zwischen Tabletten und Dragees.

Salazosulfapyridin ist auch in Form von Klysmen (Klysma: Einlauf) oder Zäpfchen erhältlich.

Das Medikament entfaltet seine Wirksamkeit erst nach Aufspaltung durch Bakterien im Dickdarm in zwei Bestandteile (Sulfapyridin und 5-Aminosalicylsäure). Daraus resultiert die günstige Wirkung bei Dickdarmbefall.

Die Nebenwirkungen von Salazosulfapyridin werden auf den sulfonamidähnlichen Anteil (Sulfapyridin) zurückgeführt, die Hauptwirkung wird der im Dickdarm freigesetzten 5-Aminosalicylsäure zugeschrieben.

Die Behandlung mit Salazosulfapyridin soll innerhalb von einer Woche einschleichend, das heißt mit einer niedrigen Dosis beginnend, durchgeführt werden.

Mesalazin (5-Aminosalicylsäure)

Da die meisten unerwünschten Arzneimittelwirkungen von Salazosulfapyridin auf den sulfonamidähnlichen Anteil (Sulfapyridin) zurückgeführt werden, wurden in den letzten fünf bis sieben Jahren mehrere Präparate, die ausschließlich 5-Aminosalicylsäure enthalten, auf den Markt gebracht. In der Bundesrepublik sind zur Zeit folgende Präparate verfügbar: Claversal,

Salofalk, Asacolitin, Dipentum, Pentasa. Im Gegensatz zu den beiden erstgenannten besteht Dipentum aus zwei Molekülen 5-Aminosalicylsäure, die über eine besondere chemische Bindung, die ebenfalls erst im Dickdarm gespalten wird, miteinander verbunden sind. Nach vielen inzwischen vorliegenden Berichten muß davon ausgegangen werden, daß die 5-Aminosalicylsäure-Präparate insbesondere bei hohen Dosen besser verträglich sind als Salazosulfapyridin.

In mehreren Studien, vorwiegend bei Colitis-ulcerosa-Patienten, entsprach die Wirksamkeit der 5-Aminosalicylsäure derjenigen von Salazosulfapyridin. Wieweit der akute Morbus Crohn mit einer hohen Dosis von 5-Aminosalicylsäure (3–4 g) behandelt werden kann, ist noch Gegenstand der wissenschaftlichen Diskussion. Seit 1990 liegen mehrere Veröffentlichungen vor, die darauf hinweisen, daß die 5-Aminosalicylsäure in einer Dosis von 1,5–2,4 g pro Tag auch für den Morbus Crohn eine schubverhütende Wirkung haben kann. Diese vielversprechenden Resultate werden zur Zeit in weiteren groß angelegten Studien überprüft.

Metronidazol

Dieses Medikament entspricht einem Antibiotikum mit Wirkung gegen sogenannte anaerobe Bakterien, die in einer großen Vielzahl im Darm vorkommen. Es wurde in einzelnen Untersuchungsserien eingesetzt und war beim Dickdarmbefall durch Morbus Crohn ähnlich wirksam wie das Salazosulfapyridin. Von einigen Untersuchern wurde auch ein günstiger Effekt bei Erkrankungen des Afters und bei Fisteln beschrieben. Metronidazol gilt als Reservemedikament, das bei ungenügender Wirksamkeit der Standardmedikamente über einen allerdings nur eingeschränkten Zeitraum zum Einsatz kommt.

Azathioprin

Auch dieses Medikament wird im Sinne eines Reservemedikaments bei Morbus Crohn eingesetzt, insbesondere dann, wenn die Dosismenge von Kortisonpräparaten eingespart werden soll. Azathioprin gehört zur Gruppe der Immunsuppressiva, das sind Medikamente, die die körpereigene Abwehr unterdrücken. Eine Entscheidung über die Wirksamkeit von Azathioprin kann allerdings erst nach einer etwa dreimonatigen Einnahme fallen, da das Medikament so lange braucht, um seine Wirksamkeit voll zu entfalten. Azathioprin scheint in der Lage zu sein, die durch Kortison erreichte Ruhephase des Morbus Crohn zu verlängern.

Welche unerwünschten Arzneimittelwirkungen sind bei den Medikamenten zu erwarten?

Kortisonpräparate

- Schwellung von Gesicht und Unterschenkeln, Akne, Magenbeschwerden mit Völlegefühl, möglicherweise Magengeschwüre, psychische Veränderungen, eventuell vermehrte Anfälligkeit gegenüber Infektionen, Gewichtszunahme – bei langdauernder mehrjähriger Behandlung möglicher Knochenschwund (Osteoporose).

Sulfasalazin

- Dosisunabhängige Überempfindlichkeitsreaktionen wie allergische Hautausschläge oder Medikamentenfieber.
- Dosisabhängige unerwünschte Wirkungen wie Druck- und Völlegefühl im Oberbauch, Appetitlosigkeit, Erbrechen, Übelkeit, Kopfschmerzen (teilweise mit Migränecharakter), Schwindel.
- Weitere unerwünschte Wirkungen bestehen in möglicher Verminderung der roten und weißen Blutkörperchen sowie der Blutplättchen. – Ganz selten werden Veränderungen an

Leber, Lunge und Bauchspeicheldrüse gefunden. Insgesamt sind die Nebenwirkungen des Salazosulfapyridins, gemessen an der Häufigkeit seiner Verwendung, sehr selten. Sie treten meist bei höheren Dosen auf, das heißt bei einer Dosis über 4 g pro Tag. Die Nebenwirkungen bilden sich in der Regel nach Absetzen des Medikaments zurück.

- Beim Mann können Zahl und Reife der Samenzellen unter einer Behandlung mit Salazosulfapyridin vermindert sein, so daß vorübergehend eine Unfruchtbarkeit auftritt. Nach Absetzen des Medikaments kommt es zur vollständigen Normalisierung.

Mesalazin

- Fieber, Hautausschläge, Kopfschmerzen und Magenbeschwerden. Sehr selten wurden Veränderungen der Bauchspeicheldrüse, des Herzens, der Lunge und Nieren beschrieben.

  Blutige Durchfälle (Diarrhöen), die unter Salazosulfapyridin aufgetreten sind, können beim Wechsel auf 5-Aminosalicylsäure erneut auftreten. Insgesamt sind die unerwünschten Arzneimittelwirkungen der 5-Aminosalicylsäure auch bei höheren Dosen sehr gering.

Metronidazol

- Übelkeit, Kopfschmerzen, Schwindel, Metallgeschmack im Mund, Hautausschläge und Empfindungsstörungen (Kribbeln, Ameisenlaufen) an Händen und Füßen. Unter einer Langzeitbehandlung mit Metronidazol sollten regelmäßige neurologische Untersuchungen erfolgen.

Azathioprin

- Blutbildveränderungen mit Abfall der weißen und roten Blutkörperchen sowie der Blutplättchen, Leberschädigung, Bauchspeicheldrüsenentzündungen, Hautausschläge und vermehrte Infektionsanfälligkeit.

Neue Kortikosteroide

- Hierbei handelt es sich um Glukokortikoide, die entsprechend ihrer Verabreichung (Klysma, Tabletten mit verzögerter Freisetzung des Wirkstoffs) hauptsächlich am Ort der Entzündung wirken und keine oder nur geringe unerwünschte Arzneimittelwirkungen verursachen. Der Grund dafür liegt in einer schnellen Verstoffwechselung dieser Medikamente. In klinischen Studien werden zur Zeit insbesondere zwei Präparate getestet, Budesonid und Beclomethasondipropionat. Beide Präparate werden seit Jahren zur lokalen Therapie bei Asthma bronchiale mit Erfolg eingesetzt.

Zusammenfassung

Prednisolon und Salazosulfapyridin sind bisher in der Behandlung des aktiven Morbus Crohn mit gutem Erfolg angewandt worden; 5-Aminosalicylsäure kann als relativ neues Medikament bei ähnlicher Wirksamkeit aufgrund seiner geringeren Nebenwirkungen bei hohen Dosen die bisherige Salazosulfapyridin-Medikation ersetzen. Eine schubverhütende Wirkung durch langfristige Einnahme von 5-Aminosalicylsäure ist möglich. Weitere klinische Studien müssen die vorliegenden Therapieergebnisse jedoch bestätigen. Patienten mit Dünndarmbefall sprechen günstig auf Prednisolon an, Patienten mit Dickdarmbefall reagieren günstig auf Salazosulfapyridin bzw. die Kombination von Prednisolon und Salazosulfapyridin. Eine schubverhütende Wirkung nach einer Operation konnte bislang für kein Medikament nachgewiesen werden. Für Patienten mit fortbestehender Entzündungsaktivität ist die Weiterbehandlung mit Kortisonpräparaten eventuell in Kombination mit Azathioprin günstig. Metronidazol und Azathioprin gelten als Reservemedikamente. Die in klinischen Studien zur Zeit getesteten sogenannten neuen Glukokortikoide stellen in hoffentlich naher Zukunft eine attraktive Alternative zu den bisher eingesetzten Glukokortikoiden dar.

Der Einsatz der Medikamente richtet sich nach dem Aktivitätsindex der Erkrankung. Eine endoskopisch nachgewiesene Entzündung ohne klinische Symptomatik stellt keinen hinreichenden Grund für eine medikamentöse Behandlung dar. Ort und Ausdehnung der Erkrankung sind weitere Kriterien zur Therapieentscheidung.

Behandlung mit Elementardiäten (»Astronautendiät«)

Die vorübergehende Ernährung mit Astronautendiäten ist eine Möglichkeit, Patienten in schlechtem Ernährungszustand, mit entzündlich oder nach chirurgischen Resektionen eingeschränkter Möglichkeit normale Nahrung aufzunehmen, ausreichend zu ernähren. Daneben haben diese Diäten noch einen zusätzlich heilenden Effekt auf den entzündeten Darm. Unter Elementar- oder vollresorbierbarer Diät versteht man eine flüssige, aus chemisch oder nährstoffdefinierten Bestandteilen zusammengesetzte Nahrung, die im oberen Dünndarm vollständig aufgenommen werden kann und ballaststofffrei ist. Bei diesen Diäten liegen die Nahrungsbausteine Kohlenhydrate, Eiweiß und Fett in kleinen Bruchstücken vor. Die Astronautendiäten werden weitgehend ohne Mithilfe von Verdauungsenzymen von der Dünndarmschleimhaut aufgenommen. Man weiß, daß diese Form der Behandlung im akuten Stadium eines Morbus Crohn günstige Wirkung zeigt; Durchfälle und Bauchschmerzen lassen nach, Gewichtszunahme, Rückgang des Fiebers, Besserung der Blutarmut und möglicherweise Abnahme von Absonderungen aus Fisteln sind zu beobachten. Eine kürzlich publizierte Studie weist allerdings nach, daß die entzündungshemmende Wirkung der Astronautendiäten der der Standardmedikation (Glukokortikoide) nicht entspricht. Von ganz besonderem Interesse ist die Behandlung mit Astronautendiäten bei Kindern, die, bedingt durch einen schlechten Ernährungszustand bei akutem Morbus Crohn, beträchtliche Wachstumsverzögerungen aufweisen können. Die Dauer der Behandlung beträgt meistens acht bis zwölf Wochen, Kinder können intermittierend auch über längere Zeiträume behandelt werden. Da der Geschmack dieser weitgehend aufgespaltenen Nahrung sehr schlecht ist und die Patienten eine ausreichende Kalorienzahl und damit auch eine entsprechende Menge der Nahrung erhalten müssen, ist diese Behandlung in der Regel nur über eine dünne, sehr weiche Ernährungssonde möglich, die mit ihrer Spitze in den Magen oder Dünndarm gelegt wird (enterale Heimernährung, Abb. 14-3). Die flüssige Nahrung wird dann konstant oder intermittierend über eine Pumpe verabreicht. Diese Behandlungsform ist auch unter ambulanten Bedingungen möglich; Patienten können sich ihre Nahrung selbst zubereiten, Infusionsbeutel mit der Nahrung sowie Infusionspumpe werden in einer Tasche am Körper getragen, so daß die Betroffenen sich frei bewegen können. Die Astronautendiäten sind so zubereitet, daß sie alle wesentlichen Spurenelemente einschließlich Zink sowie alle wichtigen Vitamine enthalten. Die Behandlung wird in der Regel einschleichend, zunächst mit einer geringen Nahrungsmenge, begonnen, um anfängliche Durchfälle (sogenannte osmotische Diarrhöen) zu vermeiden.

Intravenöse Ernährung

In seltenen Fällen muß bei sehr schwerer Entzündung vorübergehend eine ausreichende Ernährung über die Venen (parenteral) erfolgen. Dazu kann ein Katheter in eine Vene eingelegt werden, über den dann während eines Zeitraums von Tagen oder Wochen Nährlösungen mit ausreichend hohen Kalorienmengen und lebenswichtigen Substanzen zugeführt werden. Nach ausgedehnten Darmoperationen (beim sogenannten Kurzdarmsyndrom) kann diese Behandlung über spezielle untertunnelte Katheter (z. B. Hickman-Katheter) langfristig durchgeführt werden (vgl. Abb. 14-4). Nach entsprechendem Training ist diese Behandlungsform auch zu Hause durchzuführen, wodurch die soziale und eventuell berufliche Rehabilitation erleichtert wird (»parenterale Heimernährung«). Die Versorgung des zentralen Venenkatheters muß, um eine In-

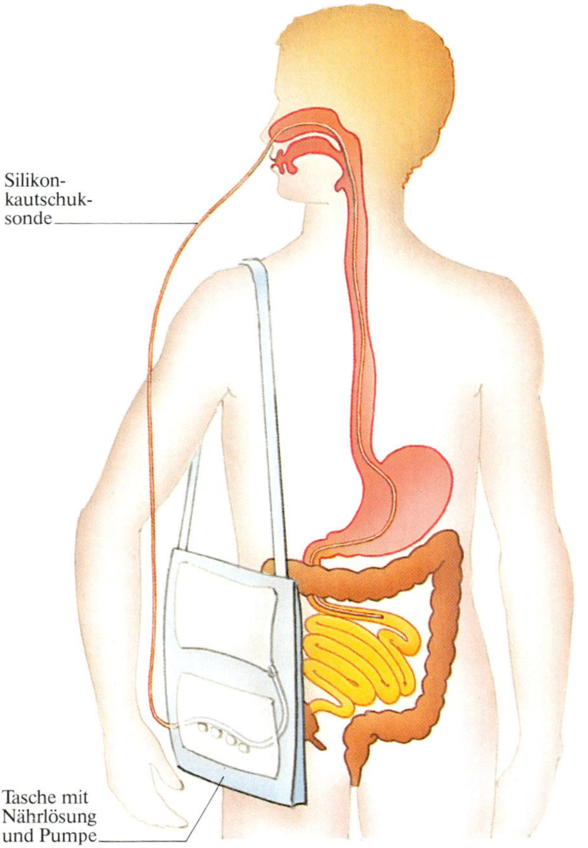

Abb. 14-3: Behandlung und Ernährung mit »Astronautendiät« über eine Sonde

fektion zu verhindern, unter sterilen Bedingungen erfolgen. Nach mehrtägiger Schulung können die Patienten selbst, z. B. während der Nacht, die Infusionslösungen anlegen; tagsüber kann der Katheter abgestöpselt werden. Die Patienten können sich dann frei bewegen und sind damit keinen wesentlichen Einschränkungen mehr unterworfen.

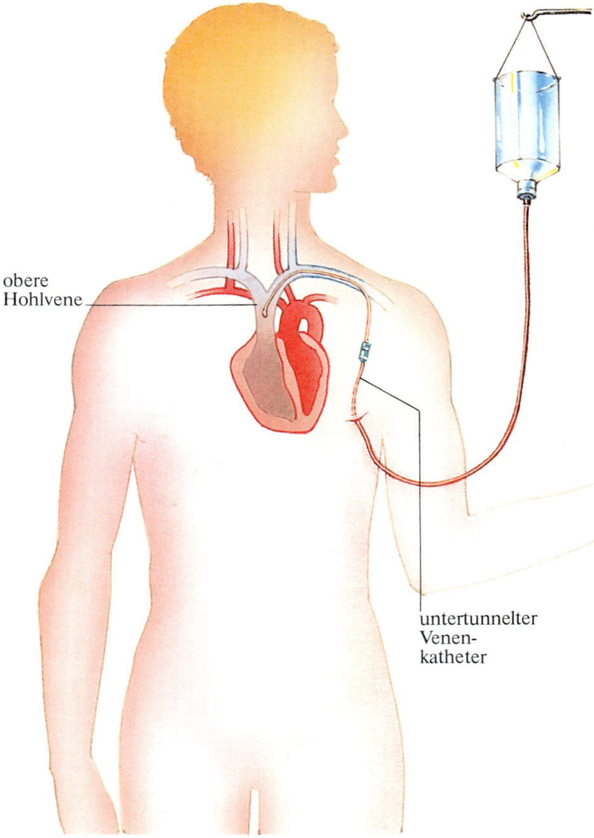

Abb. 14-4: Ernährung über einen untertunnelten Venenkatheter. Die Spitze des Katheters liegt in der oberen Hohlvene; zum Schutz ist ein Abschnitt des Katheters unter der Haut gelegen

Zusammenfassung

Astronautendiäten (chemisch definierte Diäten, nährstoffdefinierte Diäten) sind eine praktikable Möglichkeit, Patienten mit chronisch entzündlichen Darmerkrankungen ausreichend zu ernähren bzw. Nahrungsdefizite auszugleichen. Sie haben außerdem eine günstige Wirkung im akuten Stadium des Morbus Crohn. Diese Diätform ist weitgehend nebenwirkungsfrei. Bei Kindern mit Morbus Crohn können durch eine ausreichende Kalorienzufuhr über den Darm Wachstumsdefizite, die durch einen schlechten Ernährungszustand verursacht werden, ausgeglichen werden. Bei sehr schwerem Krankheitsverlauf des Morbus Crohn sowie nach ausgedehnten Darmoperationen kann eine vollständige Ernährung über einen zentralen Venenkatheter notwendig werden. Beide Behandlungsformen sind nach entsprechender Schulung der Patienten auch ambulant durchführbar, eine engmaschige regelmäßige ärztliche Betreuung ist hierbei Voraussetzung.

Gibt es eine spezifische Diätbehandlung des Morbus Crohn?

Häufig wird die Frage gestellt, ob eine spezielle Diät in der Behandlung des Morbus Crohn bekannt ist. Eine »Crohn-Diät«, die zu einer eindeutigen Besserung der Erkrankung führt oder gar konkurrierend zu den Medikamenten eingesetzt werden kann, steht bisher nicht zur Verfügung. Gleichwohl gibt es gewisse Richtlinien, die von Patienten mit einem Morbus Crohn bei der Ernährung eingehalten werden sollten.

Größere Untersuchungen haben gezeigt, daß Patienten mit einem Morbus Crohn während des Verlaufs ihrer Erkrankung vermehrt raffinierte Kohlenhydrate, also Nahrungsmittel mit einem hohen Anteil industrieller Zucker zu sich nehmen. Bislang konnte allerdings nicht nachgewiesen werden, daß der Konsum von raffiniertem Zucker den Verlauf der Erkrankung negativ beeinflußt. Gleichzeitig wurde festgestellt, daß diejenigen, die überdurchschnittlich viel Zucker und Süßigkeiten zu sich nehmen, weniger Ballaststoffe verzehren. Was sind Ballaststoffe? Sie sind Bestandteile pflanzlicher Nahrung, die bei Menschen von den Bakterien des Darmtrakts teilweise abgebaut werden. In schrothaltigem Brot (Vollkornbrot), Haferflocken und in verschiedensten Gemüsesorten finden sich solche Ballaststoffe. Diese werden auch als Faserstoffe oder Pflanzenfasern bezeichnet. Eine ausreichende Fasermenge ist zum Beispiel in zwei Scheiben Vollkornbrot pro Tag enthalten. Diese Ballaststoffe sind für eine geregelte Funktion des Darms dringend notwendig. Eindeutige Zusammenhänge zwischen einer ballaststoffarmen Ernährung und dem Entstehen eines Morbus Crohn oder einer Colitis ulcerosa sind bisher allerdings nicht nachzuweisen.

Welche Regeln sollten bei der Ernährung beachtet werden?

- Raffinierte Kohlenhydrate, besonders Zucker, sollten nicht in größeren Mengen konsumiert werden.
- Allgemein sollte eine ausgewogene, abwechslungsreiche Mischkost eingehalten werden, die eher ballaststoff- und faserreich ist. Dadurch können Darmfunktion und besonders Darmbeweglichkeit günstig beeinflußt werden.
- Bei einigen Patienten kann eine Unverträglichkeit von Milchzucker auftreten. Dann sollten Milch und Milchprodukte gemieden werden. Joghurtspeisen, bei denen der Milchzucker komplett vergoren ist, vertragen diese Patienten dagegen in der Regel.
- Bei Vorliegen einer entzündungsbedingten oder narbigen Einengung eines Darmabschnitts sollten nur wenig Ballaststoffe mit der Nahrung zugeführt werden, da es hierbei zu krampfartigen Bauchschmerzen, im Extremfall sogar zum Darmverschluß kommen kann.
- Stark blähende Nahrungsmittel (frisches Brot, bestimmte Gemüsesorten) sollten gemieden werden.
- In der akuten Krankheitsphase bei Entzündung größerer Darmabschnitte kann die Mischkost unangebracht sein und

den Darm überfordern. In einer solchen Situation kann der Einsatz einer Astronautendiät notwendig werden. Nach Abklingen der akuten Entzündungserscheinungen wird der Darm langsam wieder an eine ballaststoffreichere Kost gewöhnt.

- Bei Mangelernährung muß eine erhöhte Zufuhr von hochwertigem, leicht verdaulichem Eiweiß angestrebt und die Kalorienzufuhr erhöht werden. Dies geschieht am besten durch Astronautendiäten (nährstoffdefinierte Diäten), die geschmacklich soweit angepaßt sind, daß sie über einen eingeschränkten Zeitraum ohne Ernährungssonde als Zusatz zur normalen Nahrung akzeptiert werden. Vergorene Milchprodukte (Joghurt, Quark, Käse) können ebenso berücksichtigt werden. Vitamine, Spurenelemente, Zink und Eisen müssen zugeführt werden.
- Bei Zeichen einer Fettfehlverdauung sollten in Absprache mit dem behandelnden Arzt sogenannte kurzkettige Fettsäuren, zum Beispiel Ceres-Margarine oder Öl, zur Anwendung kommen.

Zusammenfassung

Eine spezielle »Crohn-Diät« gibt es nicht; durch weitgehendes Meiden raffinierter Kohlenhydrate und gehärteter Fette können mögliche Risikofaktoren für die Entstehung und das Fortschreiten der Crohn-Krankheit ausgeschaltet werden.

Allgemein können an einem Morbus Crohn Erkrankte das essen, was ihnen bekommt. Dies bedeutet gleichzeitig, daß individuelle Erfahrungen hinsichtlich der Unverträglichkeit gegenüber bestimmten Nahrungsmitteln berücksichtigt werden sollen (individuelle Ausschlußdiät). Das Ziel der Ernährung stellt eine ausgewogene, ballaststoffreiche Mischkost dar. Ausgesprochene Mangeldiäten sind zu vermeiden.

Bei Vorliegen einer entzündlichen oder narbigen Darmeinengung sind Ballaststoffe problematisch, da sie zu krampfartigen Bauchschmerzen, eventuell zu Darmverschluß führen können. Gemeinsam mit dem behandelnden Arzt sollte unter Berücksichtigung der individuellen Verträglichkeit die der jeweiligen Situation angepaßte Ernährungsweise besprochen werden.

Chirurgische Behandlung

Komplikationen der Crohn-Krankheit wie Abszeßbildung unstillbare Blutung, Darmverschluß oder drohender Darmverschluß und Darmdurchbruch stellen eine unbedingte Operationsnotwendigkeit dar. Darüber hinaus wird die chirurgische Behandlung des Morbus Crohn eher zurückhaltend eingesetzt, da die Erkrankung chirurgisch nicht geheilt werden kann und nach einer Operation bei einem großen Prozentsatz der Patienten erneute Entzündungen von Darmabschnitten entstehen können.

Abgesehen von den unbedingt erforderlichen, zum Teil notfallmäßig durchgeführten Operationen gibt es eine Reihe von Situationen, in denen nach Ausschöpfung aller medikamentösen Maßnahmen bei fortbestehender Entzündungsaktivität oder anhaltenden ausgeprägten Beschwerden des Patienten ein operatives Vorgehen in Betracht gezogen wird. Bei diesen chirurgischen Wahleingriffen muß der Chirurg, der den Patienten operiert, vorher genauestens über Ausdehnung und Lokalisation der Erkrankung informiert sein. Vor der Operation sollten der Dickdarm und Dünndarm endoskopisch, sonographisch und eventuell auch röntgenologisch beurteilt worden sein, damit in der Regel schon vor der Operation feststeht, welche Darmabschnitte entfernt werden müssen und wo Dünn- und Dickdarm wieder miteinander verbunden werden können (vgl. Abb. 14–5).

Ergebnisse der letzten zehn Jahre haben dabei deutlich gezeigt, daß es sinnvoll ist, den operativen Eingriff auf das unbedingt notwendige Maß zu beschränken. Eine Entfernung sämtlicher entzündungstragender Darmabschnitte ist unsinnig.

Darmeinengungen können zum Teil durch plastische Verfahren ohne Entfernung von Darmabschnitten korrigiert werden (s. a. Abb. 16-1). Bei schweren und ausgedehnten Fistelkomplikationen versagt in der Regel die medikamentöse Behandlung. Die Sanierung der Fisteln ist dann nur über einen chirurgischen Eingriff möglich, der manchmal mit einem vorübergehenden künstlichen Darmausgang verbunden ist, um die unteren Darmabschnitte ruhigzustellen und eine Ausheilung zu ermöglichen (vgl. Abb. 14-6). In seltenen Fällen muß bei schwer entzündlich verändertem Dickdarm und ausgedehnten Fisteln die vollständige Dickdarmentfernung mit Anlage eines endgültigen künstlichen Dünndarmausgangs vorgenommen werden (vgl. Abb. 14-6c).

Sind After und Rektum nicht schwer erkrankt und nicht eingeengt, so empfiehlt sich Zurückhaltung hinsichtlich örtlicher Operationen bei Fisteln im Afterbereich. Bei diesen Operationen besteht immer die Möglichkeit einer Verletzung des Schließmuskels am Darmausgang. Bei tiefen Fisteln muß meist operiert werden. Es wird jeweils vom einzelnen Befund abhängen, ob der hinzugezogene erfahrene Chirurg zu einer Operation rät. Bei Frauen, die eine Fistelverbindung zwischen Enddarm und Scheide entwickeln, ist ebenso wie bei einer Fistelverbindung zwischen Darm und Blase, eine Beseitigung der Beschwerden nur operativ möglich.

Zusammenfassung

Abgesehen von dem unbedingt notwendigen chirurgischen Eingriff ist man insgesamt mit einer Operation zurückhaltend, da nach Entfernung einzelner Darmabschnitte in einem sehr hohen Prozentsatz erneut entzündliche Veränderungen entweder im Bereich der Verknüpfungsstelle zwischen Dick- und Dünndarm oder an anderer Stelle des Magen-Darmtrakts auftreten. Die operativen Verfahren sind insgesamt in den letzten Jahren deutlich »sparsamer« geworden. Das heißt, es werden nur möglichst kurze Abschnitte entfernt;

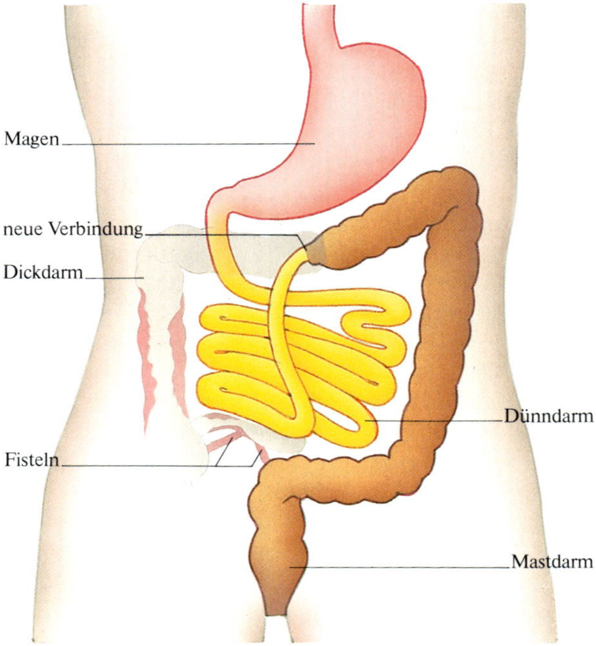

Abb. 14-5: Beispiel einer möglichen Operation mit Entfernung der letzten Dünndarmschlinge, des entzündlich veränderten rechtsseitigen Dickdarms und innerer Fisteln. Herstellung einer neuen Verbindung zwischen Dünn- und Dickdarm (Anastomose)

Darmeinengungen können zum Teil plastisch erweitert werden. Nach erfolgter Operation muß die regelmäßige ärztliche Betreuung des Patienten fortgesetzt werden, um frühzeitig ein Wiederaufflammen der Entzündung zu erkennen und eine rechtzeitige erneute Medikamentenbehandlung einzuleiten.

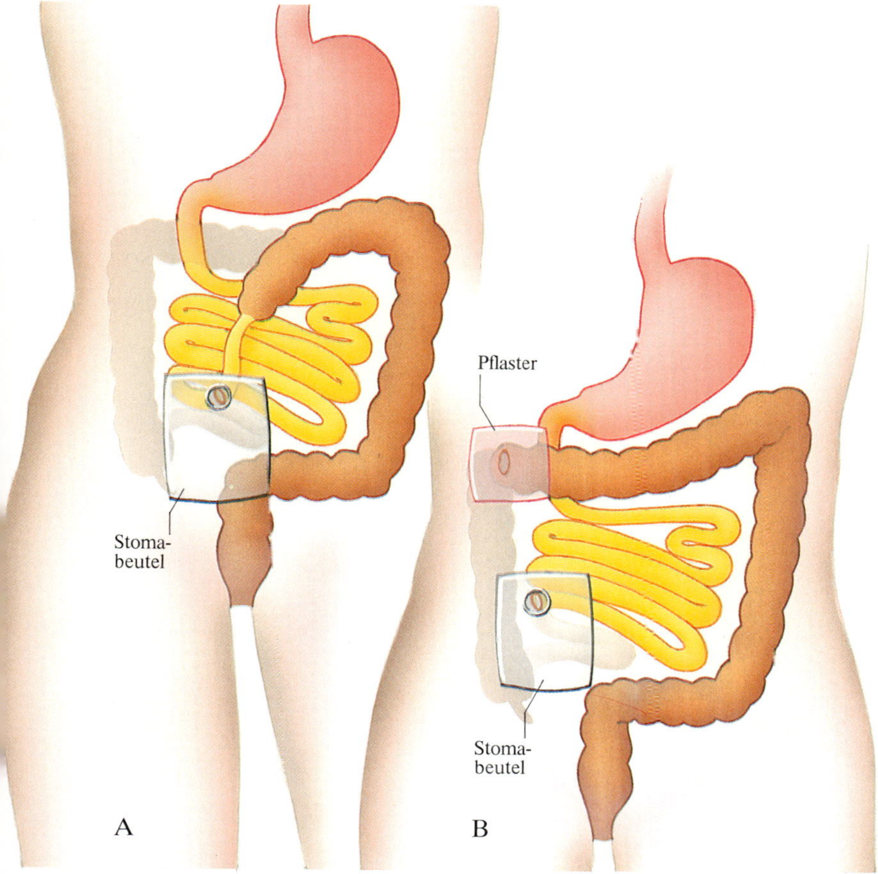

Abb. 14-6 a, b: *a.* Beispiel einer Operation mit Entfernung der entzündeten letzten Dünndarmschlinge und des rechten Dickdarms mit Anlage eines vorübergehenden künstlichen Darmausgangs (Ileostoma) zum Schutz der unteren Darmabschnitte.
b. Ähnliches Vorgehen wie in a; die neue Verknüpfung von Dünn- und Dickdarm wird zu einem späteren Zeitpunkt vorgenommen. Der Dickdarm kann z. B. lokal mit Klysmen behandelt werden

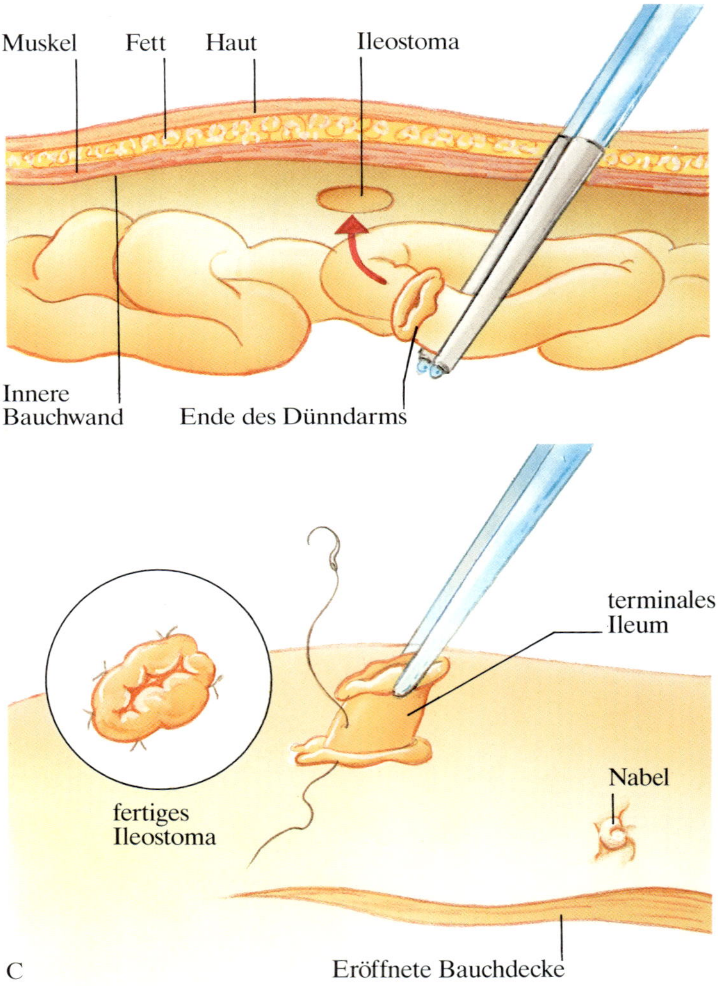

Abb. 14-6c: Anlegen eines Ileostomas

Ziele der Langzeitbehandlung des Morbus Crohn

Nach der Feststellung einer Crohn-Krankheit sollte eine langfristige regelmäßige Betreuung der Patienten erfolgen. Am besten geschieht dies gemeinsam mit dem Hausarzt und einem weiteren Arzt, der über besondere Erfahrungen in der Behandlung des Morbus Crohn verfügt. Oft ist es notwendig, daß Patient, Hausarzt, Internist und Chirurg gemeinsam über die jeweils notwendige Behandlung entscheiden. Aufgaben des betreuenden Arztes sind:

- Rechtzeitig die grundsätzliche Entscheidung über eine Medikamentenbehandlung oder eine Operation zu treffen;
- ein akutes Krankheitsstadium mit medikamentöser Therapie zu überwinden;
- eine möglichst lange Ruhephase der Erkrankung zu erreichen;
- rechtzeitig das Wiederaufflammen der Entzündung zu erkennen;
- die Entwicklung von Komplikationen und Ernährungsdefiziten zu verhindern.

Eine erfolgreiche Behandlung ist nur dann möglich, wenn der betreuende Arzt jeweils über die Aktivität des Morbus Crohn, die genaue Ausdehnung und Lokalisation und den Verlauf orientiert ist und wenn der Patient zur Mitarbeit bereit ist. Ziel ist es immer, die Entzündungsaktivität so weit zu unterdrükken, daß eine weitgehende Beschwerdefreiheit gewährleistet ist. Durch eine bewußte Ernährungsweise, die ausgewogen, zuckerarm und faserreich sein sollte, werden die medikamentösen Maßnahmen unterstützt. Ängste vor dem Charakter der

Erkrankung, vor Untersuchungen, vor Operationen und möglichen Nebenwirkungen der Medikamente sollten gemeinsam mit den behandelnden Ärzten offen besprochen werden.

15 Behandlung der Colitis ulcerosa

Die Colitis ulcerosa ist auf den Dickdarm beschränkt; durch eine Entfernung des gesamten Dickdarms kann die Erkrankung geheilt werden. Dieses Vorgehen ist jedoch mit der Anlage eines endgültigen künstlichen Darmausgangs oder einer Pouch-Anlage (eines Dünndarmreservoirs) bei Erhalten des natürlichen Darmausgangs verbunden (vgl. Abb. 15-1 und 15-2).

Im Vordergrund der Behandlung der Colitis ulcerosa steht der Einsatz von Medikamenten. Nur in besonderen Situationen nach langem Krankheitsverlauf oder sehr schwerer Entzündung des Dickdarms, die mit Medikamenten nicht zu beherrschen ist, wird eine Operation notwendig. Die Art der medikamentösen Behandlung der Colitis ulcerosa richtet sich nach den Symptomen der Patienten und nach dem Ausmaß der Entzündung der Dickdarmschleimhaut. Vor Behandlungsbeginn ist es wichtig festzustellen, ob die Entzündung auf den Enddarm beschränkt ist oder ob sie den gesamten Dickdarm betrifft.

Das *akute Stadium* einer Colitis mit Befall des gesamten Dickdarms (Pancolitis ulcerosa) wird mit Glukokortikosteroiden (Kortisonpräparate, z. B. Prednisolon) und Salazosulfapyridin (z. B. Azulfidine) oder 5-Aminosalicylsäure (z. B. Claversal, Salofalk, Asacolitin, Dipentum, Pentasa) behandelt. Prednisolon wird entweder in Form von Tabletten oder bei schwerer Erkrankung intravenös (als Injektion) verabreicht, die Dosis beträgt in der Regel 1 mg/kg Körpergewicht. In besonderen Situationen ist eine deutlich höhere Kortisondosis notwendig; manchmal ist es nützlich, diese Kortisondosis auf eine morgendliche und abendliche Medikamentengabe zu verteilen.

Handelt es sich um eine nur mäßig aktive Colitis, kann die Behandlung allein mit 5-Aminosalicylsäure in einer Dosierung zwischen 2 und 4 g/Tag begonnen werden. 5-Aminosalicylsäure hat sich bei dieser mäßig aktiven Form der Colitis als nützlich erwiesen und ist der früheren Behandlung mit Salazosulfapyridin ebenbürtig mit dem Vorteil geringerer Nebenwirkungen.

Bei einer Entzündung, die sich nur auf den linken Teil des Dickdarms oder lediglich auf den Enddarm beschränkt, können im akuten Stadium sowohl Kortisonpräparate als auch 5-Aminosalicylsäure örtlich angewandt werden. Es stehen dazu Klysmen (Betamethason-Klysmen) oder Hydrocortisonacetat-Schaum (Colifoam) zur Verfügung. Für manche Patienten ist das Präparat auf der Basis eines Schaums verträglicher. Neue Kortisonpräparate wie zum Beispiel Beclometasondiproprionat-Klysmen sind in Deutschland bisher im Handel nicht erhältlich. Diese Medikamente werden abends durch den After eingeführt und sollten möglichst lange im Darm verweilen, um ihre Wirksamkeit zu erreichen.

5-Aminosalicylsäure steht ebenfalls in Form von Klysmen zur Verfügung. Bei Entzündungen der Enddarmschleimhaut können 5-Aminosalicylsäure-Zäpfchen (Suppositorien) angewandt werden. Diese Form der Behandlung ist bei umschriebener Entzündung der untersten Abschnitte des Enddarms sehr wirksam, nach Absetzen kommt es jedoch nicht selten zur erneuten Entzündung.

Bei sehr schwerer Colitis ulcerosa kann es notwendig werden, eine parenterale intravenöse Flüssigkeits- und Kalorienzufuhr einzuleiten und gleichzeitig Antibiotika einzusetzen. Diese schwere Form der Colitis wird als toxisches Megacolon bezeichnet; dieses ist jedoch heute sehr selten. Von manchen Ärzten wird bei sehr schwerem Krankheitsverlauf zusätzlich zum Kortison Azathioprin (Imurek) angewandt; diese Kombinationsbehandlung ist bei der Colitis ulcerosa allerdings nicht unumstritten. Neuere Präparate wie zum Beispiel Cyclosporin sind auch bei der Colitis ulcerosa eingesetzt worden. Bisher gelten sie jedoch nicht als Bestandteil der allgemein akzeptierten

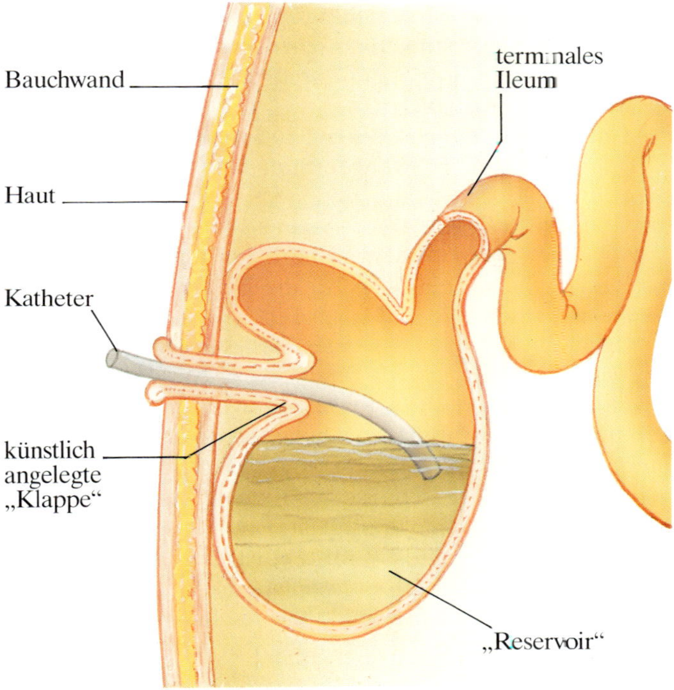

Abb. 15-1: Schema eines »kontinenten Stomas« nach Kock. Aus einer Dünndarmschlinge wird ein Reservoir angelegt, in das ein Nippel in Form eines Ventils ragt. Das Reservoir muß mehrmals am Tag mit einem Darmrohr entleert werden. Das Stoma ist mit einer Kappe oder einem Minibeutel abgedeckt. Diese Operation wird heute kaum noch durchgeführt

Behandlung der Colitis ulcerosa und können nur in besonderen Situationen zur Anwendung kommen.

Zur *Langzeitbehandlung* der Colitis ulcerosa jedweder Ausdehnung wird bisher Salazosulfapyridin angewandt. Die Mindestdosis beträgt 2 g/Tag, die Höchstdosis für diese über mehrere Jahre durchgeführte Behandlung 3 g/Tag (3mal 2 Tabletten). Es ist bewiesen, daß Salazosulfapyridin in der Lage ist, die Ruhephase der Erkrankung zu verlängern und den erneuten Entzündungsschub hinauszuzögern. Wie lange diese »Erhaltungstherapie« insgesamt durchgeführt werden muß, ist bisher nicht eindeutig geklärt.

Die Dauerbehandlung sollte nicht unterbrochen werden, auch während einer Schwangerschaft kann sie fortgesetzt werden.

Die nebenwirkungsärmere 5-Aminosalicylsäure stellt eine gleichwirksame Alternative zur bisherigen Behandlung mit Salazosulfapyridin dar. Die Dosis für die Dauerbehandlung beträgt dabei zwischen 0,75 und 1,5 g/Tag.

Die regelmäßige Einnahme eines Medikaments zur Verlängerung der Ruhephase der Colitis ulcerosa und die sehr wirksame Behandlung mit Kortisonpräparaten bei erhöhter Krankheitsaktivität hat wesentlich dazu beigetragen, daß die meisten Patienten mit Colitis ulcerosa ein weitgehend normales Leben führen können und ihre Lebenserwartung im Vergleich mit der Normalbevölkerung nicht verkürzt ist. Eine Heilung der Colitis ulcerosa mit medikamentösen Mitteln ist nicht möglich; vielmehr geht es darum, durch eine entsprechende Behandlung möglichst lange beschwerdefreie oder beschwerdearme Intervalle zwischen den Entzündungsschüben zu erreichen.

Eine spezielle »Colitis-Diät« gibt es nicht. Die Wirksamkeit spezifischer Diäten bei dieser chronisch entzündlichen Darmerkrankung ist nicht bewiesen. Es sollte eine normale gemischte Kost unter Berücksichtigung individueller Unverträglichkeiten verzehrt werden. Der Betroffene sollte nur das zu sich nehmen, was er verträgt, und diejenigen Speisen meiden, die ihm Beschwerden bereiten. Kommt es bei einem entzündlichen Befall des Enddarms zu Verstopfung mit gleichzeitigem Absetzen von Schleim, Eiter und Blut, so sollte die Ernährung ballast- und faserstoffreicher gestaltet werden. Nur bei sehr schwerer Erkrankung wird es notwendig, eine vollständige Ernährung über die Vene mit Venenkathetern durchzuführen, um den gesamten Magen-Darmtrakt »ruhigzustellen«.

Die chirurgische Behandlung der Colitis ulcerosa kommt dann in Betracht, wenn mit den medikamentösen Maßnahmen

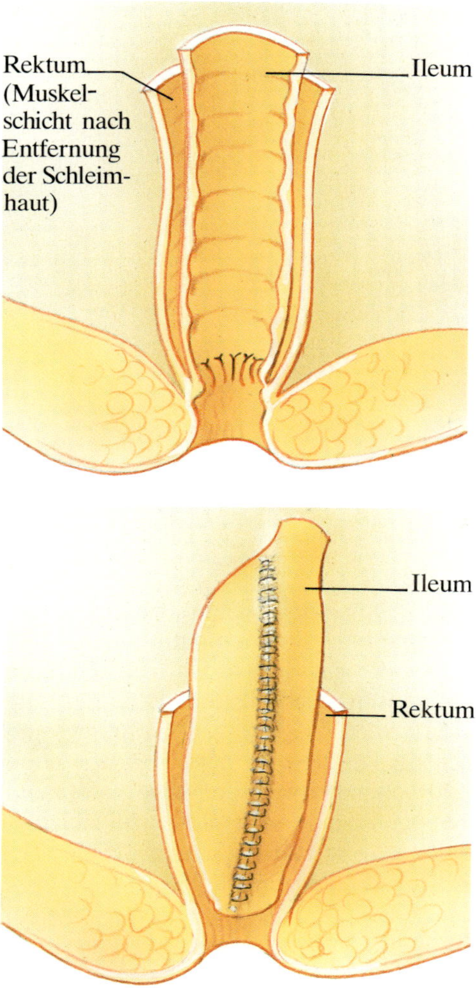

a

b

Abb. 15-2 a, b: Anlage eines Pouches. *a* Der Dickdarm ist entfernt; vom Enddarm (Rektum) ist die Muskelschicht ohne Schleimhaut erhalten, der natürliche Darmausgang ist unverändert. *b* Das Dünndarmreservoir ist angelegt und mit dem Rektum verbunden

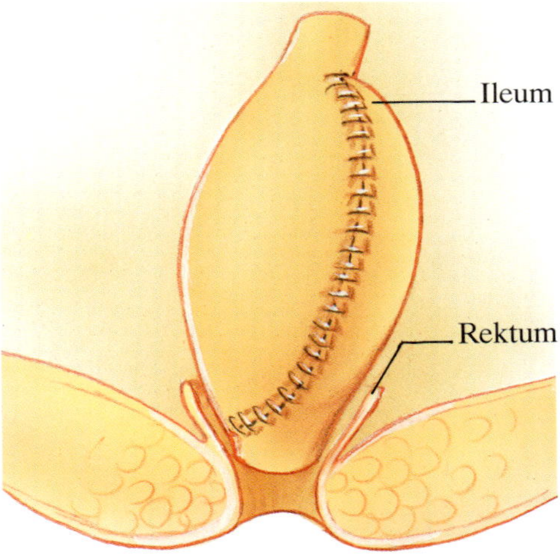

Abb. 15-2 c: Anlage eines Pouches. Das Dünndarmreservoir ist angelegt und mit dem Rektum verbunden

allein die Beschwerden nicht beherrschbar sind, wenn es zu anhaltender Gewichtsabnahme, anhaltenden Durchfällen und schwerem Blutverlust über die entzündete Darmschleimhaut kommt. In dieser Situation führt die vollständige Entfernung des Dickdarms zur *definitiven Heilung* dieser Erkrankung und damit zur raschen Besserung. Für diese Patienten besteht heute die Möglichkeit, den natürlichen Darmausgang zu erhalten und aus zwei Dünndarmschlingen einen Pouch (Reservoir) anzulegen (vgl. Abb. 15-2). Allerdings setzt diese Operation eine besondere Erfahrung des Chirurgen voraus, außerdem muß bedacht werden, daß es bei einem Teil der Patienten mit einem Pouch zu einer Entzündung in dem angelegten Reservoir (»Pouchitis«) kommen kann; diese Entzündung kann wiederum mit Medikamenten in aller Regel erfolgreich behandelt werden.

Für manche Patienten ist die Dickdarmentfernung mit der Anlage eines endgültigen künstlichen Darmausgangs (Ileostoma) verbunden. Die frühere sogenannte kontinente Ileostomie (vgl. Abb. 15-1) wird kaum noch durchgeführt.

In ausführlichen Gesprächen zwischen Patient, Hausarzt, Gastroenterologen und dem behandelnden Chirurgen muß entsprechend der jeweiligen individuellen Situation entschieden werden, ob und wann eine Operation angezeigt ist und welche Operation bei der speziellen Problematik des Patienten in Betracht kommt. Insbesondere bei jüngeren Patienten ist heute die Pouch-Anlage Methode der Wahl. Es muß jedoch vor dieser Operation auch über ihre Komplikationsmöglichkeiten offen miteinander gesprochen werden.

16 Gibt es neue Entwicklungen in der Behandlung von Morbus Crohn und Colitis ulcerosa?

Obwohl Salazosulfapyridin und Glukokortikosteroide (»Kortisonpräparate«) weiterhin die wichtigsten Medikamente in der Behandlung der chronisch entzündlichen Darmerkrankungen darstellen, zeichnen sich neue Entwicklungen für die medikamentöse Behandlung dieser Krankheiten ab. Gegenwärtig wird überprüft, ob lokal wirkende Kortikosteroide (z. B. Budesonid, Beclomethasondipropionat) mit hoher antientzündlicher Wirkung und geringen Nebenwirkungen eine tatsächliche Bereicherung für die Therapie darstellen. Der therapeutische Wert von 5-Aminosalicylsäure (Mesalazin) ist in der Behandlung der mäßig aktiven Colitis ulcerosa bewiesen; dieses Medikament ist auch geeignet zur Erhaltung einer Ruhephase der Colitis. Ob Mesalazin in hoher Dosierung (z. B. 4 g) auch beim aktiven Morbus Crohn wirksam ist, wird zur Zeit untersucht. Neue Substanzen, die in die Entzündungskaskade in der Darmschleimhaut eingreifen, werden erprobt; ihr tatsächlicher Stellenwert und mögliche unerwünschte Wirkungen sind bisher nicht ausreichend definiert. »Fischöl« (Omegafettsäuren) erzielte bisher nicht den erwarteten Erfolg.

Bei den chirurgischen Verfahren stellen die sogenannte Strikturplastik ohne notwendig werdende Entfernung eines Darmsegments und die Möglichkeiten einer Pouch-Anlage wichtige Erweiterungen der operativen Behandlungsmöglichkeiten dar (vgl. Abb. 15-2 u. 16-1). Kurzstreckige, verengte Darmabschnitte, insbesondere Anastomosenstenosen (Enge an der neuen Verknüpfungsstelle zwischen Dünn- und Dickdarm nach einer Operation) können heute endoskopisch mittels eines Ballons erweitert werden (Abb. 16-2).

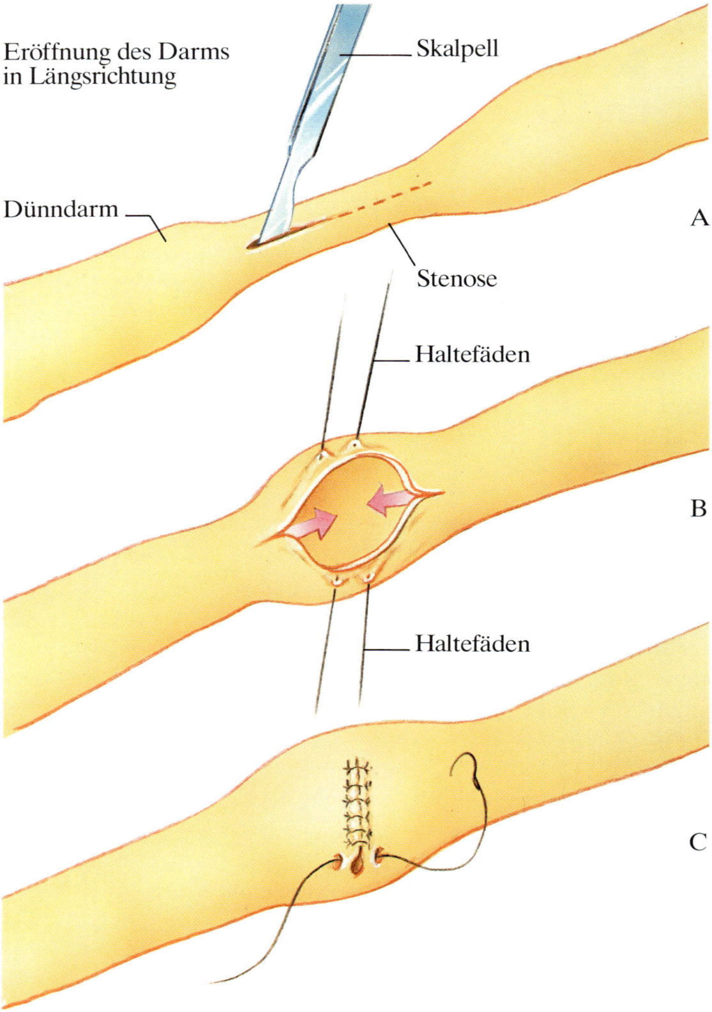

Abb. 16-1: Chirurgische Technik zur Erweiterung einer Engstelle des Darms (Strikturplastik)
a Eröffnung des Darms in Längsrichtung,
b eröffneter Darm mit Haltefäden,
c Quervernähung, damit Erweiterung der Stenose

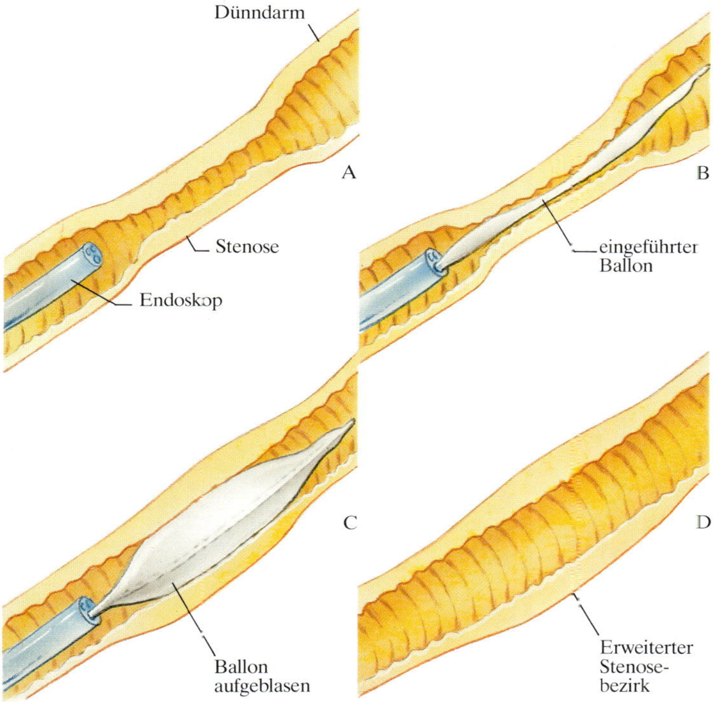

Abb. 16-2 a–d: Endoskopische Ballondilatation
a Endoskop (Koloskop) vor der Stenose;
b Ballon, über Endoskop vorgeschoben und in der Stenose positioniert;
c aufgeblasener Ballon, der die Stenose aufdehnt;
d erweiterter Stenosebezirk nach Ballondehnung

17 Spielen psychische Faktoren eine Rolle bei chronisch entzündlichen Darmerkrankungen?

Ohne Zweifel spielen emotionale Faktoren (z. B. seelische Belastungssituationen, alltäglicher »Streß«, allgemeine Anspannung und Prüfungssituationen) bei Patienten sowohl mit Morbus Crohn als auch mit Colitis ulcerosa eine nicht unerhebliche Rolle. Seelische Einflüsse können eine mitauslösende Wirkung beim Auftreten von Entzündungsschüben haben.

Die häufig geführte Diskussion, ob seelische Faktoren ursächlich mitverantwortlich für das Entstehen einer chronisch entzündlichen Darmerkrankung sind, ist für die konkrete Situation wenig hilfreich und unergiebig. Vielmehr erscheint es wichtig, bei offensichtlichen seelischen Belastungen oder Tiefpunkten, bei Zuständen von Hilflosigkeit und Hoffnungslosigkeit eine entsprechende, eventuell psychosomatische Betreuung zu ermöglichen. Hilfestellungen zur Verarbeitung persönlicher oder familiärer Konflikte müssen nicht selten zur medikamentösen oder chirurgischen Behandlung ergänzend hinzukommen. Probleme können für die Betroffenen bei der Bewältigung der Auswirkungen der Erkrankung auf das alltägliche Leben (Auswirkung der Krankheit auf den Beruf, die Ausbildung, die Familie und die Partnerschaft) entstehen. Entzündungsschübe mit ausgeprägten Bauchschmerzen und Durchfällen können zu einer schwerwiegenden seelischen Belastung führen. Die Arzt-Patient-Beziehung kann sowohl durch das Verhalten des Arztes als auch durch das Verhalten des Betroffenen selbst (selbständiges Absetzen von Medikamenten, Ablehnen geplanter Untersuchungen, Nichterscheinen zu vereinbarten Kontrolluntersuchungen) gestört sein. In allen diesen Situationen kann eine begleitende Betreuung durch einen besonders ausgebildeten Arzt eine große Hilfe darstellen. Welche Form der zusätzlichen psychosomatisch orientierten Behandlung angewandt wird, muß von der jeweiligen individuellen Problematik abhängig gemacht werden. Die Möglichkeiten umfassen verhaltens- oder familientherapeutische Ansätze neben übenden Verfahren und unterstützender Psychotherapie.

In diesem Zusammenhang kommt den Selbsthilfegruppen eine wichtige Bedeutung zu. Sie können zur Aufhebung der Vereinsamung des Erkrankten beitragen, und das Vorbild anderer Betroffener kann eine Ermutigung bedeuten, mit der Erkrankung und ihren Folgen anders umzugehen als bisher.

Mit der Schwere und Dauer der Erkrankung kann die psychische Belastung der Betroffenen zunehmen. Dabei setzen sich verschiedene Personen mit ihrer Erkrankung auf ganz unterschiedliche Art und Weise auseinander. Manche Menschen können mit ihrer Krankheit besser fertig werden als andere, die aufgrund ihrer Beschwerden zusätzliche seelische Belastungen erfahren. Wenn auch die medikamentöse und/oder chirurgische Behandlung immer im Vordergrund stehen muß, so stellen in der Psychosomatik ausgebildete Ärzte oder Psychotherapeuten eine wertvolle Ergänzung der Behandlung von Morbus Crohn und Colitis ulcerosa dar.

18 Welche Bedeutung haben Selbsthilfegruppen, und welche gibt es?

Als Ergänzung zum individuellen Arzt-Patient-Kontakt haben sich in den letzten Jahren vermehrt Selbsthilfegruppen, also Vereinigungen von betroffenen Patienten, gebildet. Bereits in den vierziger Jahren entstand die erste Selbsthilfegruppe von Patienten mit einem künstlichen Darmausgang. In der Bundesrepublik Deutschland gibt es seit 1972 die Deutsche Ileostomie-Colostomie-Vereinigung (ILCO), die sich insbesondere der Patienten mit einem künstlichen Dünndarm- oder Dickdarmausgang annimmt. Eine zweite große Selbsthilfevereinigung hat sich mit der Deutschen Morbus Crohn/Colitis ulcerosa Vereinigung (DCCV), dem Bundesverband für entzündliche Erkrankungen des Verdauungstrakts, gebildet. In dieser Vereinigung haben sich Patienten mit einem Morbus Crohn oder einer Colitis ulcerosa zusammengeschlossen, um ihre Interessen deutlicher zu vertreten und um durch Information und Erfahrungsaustausch unter Betroffenen gegenseitige Hilfestellung zu ermöglichen. Viele Patienten werden von diesen Selbsthilfegruppen profitieren, zumal durch Kontakte unter Betroffenen die chronische Erkrankung nicht mehr als individuelles Schicksal aufgefaßt werden muß und Möglichkeiten entstehen, besser mit der Erkrankung zu leben.

Ileostomie-Colostomie-Vereinigung (ILCO)

Die Deutsche Ileostomie-Colostomie-Vereinigung wurde im Januar 1972 gegründet und ist eine Selbsthilfevereinigung. Sie vertritt die Interessen von Betroffenen, d. h. Stomaträgern; sie leistet Beratung und ermöglicht den Erfahrungsaustausch zu allen Problembereichen von Stomaträgern. Die Selbsthilfevereinigung gibt eine eigene Zeitschrift (»ILCO-Praxis«) heraus, erarbeitet selbst Informationsschriften, die sie an Interessenten weitergibt, und organisiert Vortragsveranstaltungen sowie Tagungen zu Stomaproblemen. In enger Zusammenarbeit mit Ärzten, Fachleuten der Stomaversorgung, Psychotherapeuten, Krankenpflegepersonal und Sozialarbeitern will die Selbsthilfevereinigung dazu beitragen, Stomaträgern die optimale Versorgung des künstlichen Darmausgangs zu ermöglichen sowie besonders bei Auftreten seelischer Probleme durch Beratung, Informationsvermittlung und Erfahrungsaustausch unter Betroffenen zu helfen.

Die Geschichte der Selbsthilfegruppen von Stomaträgern geht auf vier Betroffene zurück, die sich 1949 in Philadelphia (USA) trafen und die erste Stomaselbsthilfegruppe gründeten. Die Stomaselbsthilfevereinigung (»United Ostomy Association«) der USA und Kanadas umfaßt gegenwärtig etwa 45000 Mitglieder. Als erste europäische Gruppe wurde 1956 die Ileostomievereinigung in Großbritannien und Irland gegründet. Bald danach folgten weitere Gruppen in Dänemark, Schweden und den Niederlanden. In einer internationalen Stomavereinigung waren 1981 etwa dreißig nationale Selbsthilfevereinigungen zusammengefaßt.

Diese Vereinigungen haben in den verschiedenen Ländern beträchtliche Informationen über Standard der Stomaversorgung, Behandlung, Ausrüstung und Versorgung von Stomaträgern gesammelt. Die Vereinigungen sind auch aktiv im Bereich der Interessenvertretung; sie bemühen sich um den Ausbau und die Sicherstellung der Rechte von Stomaträgern, zum Beispiel im sozialen Bereich. Sie beraten u. a. bei folgenden Fragen:

Ergeben sich Rechte auf Unterstützung nach dem Sozialhilfegesetz? Ergibt sich ein Anspruch auf einen Schwerbehindertenausweis, und welche Vergünstigungen resultieren daraus? Welche Rechte bestehen im Berufsleben?

Zusammenfassung

Die Selbsthilfevereinigung der ILCO dient den Betroffenen, soweit dieses möglich ist, ein normales Alltagsleben zu führen, sich mit Problemen des Stomas auseinanderzusetzen und diese zu bewältigen. Sie hilft dabei sowohl im praktischen Bereich der Stomaversorgung als auch bei seelischen und sozialen Problemen.

Informationen für Stomaträger

Stomaschwester

An einigen großen Kliniken gibt es speziell ausgebildete Stomaschwestern, die für die Betreuung von Stomaträgern zur Verfügung stehen und große Erfahrung vor allem in der praktischen Versorgung der Stomata haben. Aufklärung über die Möglichkeiten zur Versorgung des Stomas, praktische Anleitung und Information über die verschiedenen Materialien für die Stomaversorgung sind ihre Hauptaufgaben.

Informationen zu Stomaproblemen sind auch über die Deutsche ILCO zu beziehen:

Bundesgeschäftsstelle der Deutschen ILCO e. V., Kepserstr. 50, 85356 Freising, Tel. 08161/84909 und 84911

Informationsschriften zur Stomaversorgung (von der Deutschen ILCO herausgegeben)

Die Zeitschrift »ILCO-Praxis« erscheint vierteljährlich
Ileostomie-Colostomie – ein Leitfaden
Irrigation – Darmspülung bei Colostomie
Stomaversorgung – eine Marktübersicht
Stomaträger – Schwerbehinderte mit Rechten und Ansprüchen auf soziale Hilfen
Verbesserung der Lebensqualität von Stomaträgern

Broschüren zur Stomaversorgung

Deutsche Abbott: Leben mit dem Stoma. Ein Ratgeber für die Stomaversorgung. Wiesbaden o. J.

Englert, G., Winkler, R. (1982), Verbesserung der Lebensqualität von Stomaträgern. ILCO, Freising

Feil, H. (1989), Stomapflege. Produkt-Information. Schüler'sche Verlagsanstalt und Druckerei, Hannover

Huber, F. T. (1991), Anus praeter Fibel. Versorgung von Ileostomie und Colostomie in der Praxis. Gustav Fischer, Stuttgart

ILCO (Hg.) (1984), Colostomie – Ileostomie – ein Leitfaden. ILCO Freising

ILCO (Hg.) (1984), Stomaversorgung – eine Marktübersicht. ILCO Freising

Säuberli, H. (1985), Intestinale Stomata. Indikation, Vorbereitung, operative Technik, Rehabilitation und Nachsorge, Hans Huber, Bern

Winkler, R. (1983), Irrigation – Darmspülung bei Kolostomie. ILCO Freising

Deutsche Morbus Crohn/Colitis ulcerosa Vereinigung (DCCV)

Die deutsche Morbus Crohn/Colitis ulcerosa Vereinigung (DCCV) ist der Bundesverband von Menschen, die an Morbus Crohn oder Colitis ulcerosa leiden. Diese Patientenvereinigung wird ausschließlich von den Betroffenen selbst organisiert.

Sie wird vertreten durch einen ehrenamtlich tätigen Vorstand; Regionalbeauftragte sind in den einzelnen Bundesländern eingesetzt, um eine enge Verbindung zu den Betroffenen und den Ärzten zu vermitteln. Eine enge Zusammenarbeit mit den einzelnen regionalen Selbsthilfegruppen wird dabei angestrebt. Als Mitglied ist die DCCV dem Deutschen Paritätischen Wohlfahrtsverband (DPWV) und der Bundesarbeitsgemein-

Bundesverband für entzündliche Erkrankungen des Verdauungstraktes

Abb. 18-1: Zeichen der DCCV

schaft »Hilfe für Behinderte« angeschlossen. Über diese Spitzenverbände, deren Anliegen es ist, sich für die Betroffenen einzusetzen, soll der Stimme der Deutschen Morbus Crohn/Colitis ulcerosa Vereinigung stärkeres Gewicht verliehen werden.

Im September 1992 bestand die DCCV zehn Jahre, ihr gehören inzwischen etwa 6000 Mitglieder an. Ein ärztlicher Beirat unterstützt die Tätigkeit der DCCV, insbesondere um die Informationen für Patienten, Ärzte und Öffentlichkeit sowie die Forschungsförderung zu verbessern.

Das Zeichen der DCCV ist in Abb. 18-1 zu sehen.

Die Ziele der DCCV sind:

- Persönliche Beratung und Unterstützung von Betroffenen und ihren Angehörigen
- Vermittlung von Kontakten zu Selbsthilfegruppen, Ärzten und Krankenhäusern
- Hilfestellung bei Fragen und Problemen mit Krankenkassen, Sozial- und Rentenversicherungsträgern und Arbeitgebern
- Förderung und Unterstützung örtlicher Selbsthilfegruppen
- Die Elterninitiative der DCCV nimmt sich der besonderen Probleme betroffener Kinder an und vermittelt Kontakte zwischen Eltern, die Rat suchen oder Rat geben können
- Die DCCV organisiert in enger Zusammenarbeit mit Ärzten Fortbildungsveranstaltungen und Arzt-Patienten-Seminare,

die der weitgehenden Aufklärung über die Krankheitsbilder »Morbus Crohn« und »Colitis ulcerosa« und deren Erforschung dienen
- Ein Ziel der DCCV ist auch, die beiden Krankheitsbilder in der Öffentlichkeit bekannter zu machen und damit Verständnis für die Betroffenen zu erreichen
- Die Vereinigung bemüht sich um die Erweiterung und Verbesserung der ambulanten und klinischen Versorgung von Betroffenen mit diesen Erkrankungen
- In Kooperation mit Wissenschaftlern und Ärzten, die sich mit diesen Krankheitsbildern beschäftigen, bemüht sich die DCCV, die Forschung auf diesem Gebiet zu intensivieren. 1992 wurde erstmals ein Forschungspreis vergeben, mit dem herausragende Ergebnisse klinischer Untersuchungen und grundlagenorientierter Forschung ausgezeichnet werden.

Wenden sich Interessierte an die DCCV, wird versucht, durch Weitergabe der Erfahrungen Betroffener Hilfe zu leisten. Informationsmaterial zu Schwerpunktthemen wie Aufbau von Selbsthilfegruppen, sozialrechtlichen Fragen, Ernährungsproblemen sowie psychosomatischen Fragen wird vermittelt.

Die DCCV strebt eine enge Zusammenarbeit mit jenen Ärzten an, die sich intensiv mit Problemen des Morbus Crohn und der Colitis ulcerosa beschäftigen und die auch ihrerseits die Arbeit der Selbsthilfegruppen unterstützen und begleiten. Ähnliches gilt für die Angehörigen des Pflege- und Sozialdienstes. Die Selbsthilfegruppen wollen nicht als Konkurrenz zur medizinischen Betreuung verstanden werden, sondern es geht ihnen um ein offenes, gemeinsames Bemühen um die Verbesserung der Situation der Betroffenen. Hier kann der einzelne durch den Erfahrungsaustausch Unterstützung finden.

Durch verstärkte Öffentlichkeitsarbeit und direkte Kontaktaufnahme zu Versorgungsämtern, Rentenberatern oder Arbeitsämtern wird versucht, Kenntnisse über Charakter und Probleme des Morbus Crohn und der Colitis ulcerosa zu vermitteln und dadurch ein verbessertes Verständnis für die Betroffenen zu erreichen.

Im Rahmen der *Öffentlichkeitsarbeit* soll eine breitere Öffentlichkeit über die beiden Krankheiten informiert werden; es sollen aber auch weitere Mitbetroffene auf die Arbeit der DCCV aufmerksam gemacht werden. Eine vierteljährlich erscheinende Verbandszeitschrift (»Bauchredner«, DCCV-Journal) informiert über Veranstaltungen der Bundesvereinigung, berichtet über Neuheiten aus dem medizinisch-pharmazeutischen Bereich und soll als Sprachrohr für die Probleme und Belange der einzelnen Mitglieder dienen. Einmal jährlich findet eine Mitgliederversammlung statt, die mit einer Fortbildungsveranstaltung verbunden ist. Seit 1990 werden in allen Bundesländern vermehrt Arzt-Patienten-Seminare durchgeführt, die einen intensiven Dialog zwischen den Betroffenen und den Ärzten ermöglichen. Zahlreiche regionale Informationsabende und Veranstaltungen gemeinsam mit Krankenkassen haben ein großes Interesse der Patienten an mehr medizinischer Aufklärung gezeigt.

Die *regionalen Selbsthilfegruppen* haben eine wichtige Funktion für jene Patienten, die an einem regelmäßigen Zusammentreffen mit anderen Betroffenen sowie an einem ständigen Erfahrungsaustausch miteinander interessiert sind. Jeder Betroffene hat dabei in seiner persönlichen Krankengeschichte die unterschiedlichsten Erfahrungen mit Krankheitssymptomen, Krankheitsverlauf, Medikamenten, Kliniken und Ärzten gemacht. Durch entsprechenden Erfahrungsaustausch kann das Gefühl des Alleinseins mit der Erkrankung zurückgedrängt und ein anderer Blickwinkel zu der Krankheit erreicht werden. Die DCCV vermittelt Kontaktadressen zu bestehenden Selbsthilfegruppen oder Personen, die entsprechende Initiativen entwickeln möchten.

Selbsthilfegruppen für Betroffene mit einem Morbus Crohn oder einer Colitis ulcerosa haben sich in vielen Orten Deutschlands konstituiert. Dabei versuchen Betroffene im mitmenschlichen Kontakt besser mit ihrer Krankheit umgehen zu lernen. Wenn Betroffene mit einer Selbsthilfegruppe Kontakt aufnehmen, durchbrechen sie damit eine oft jahrelange Isolation. Sie sprechen dann zum ersten Male mit ebenfalls an einem Morbus

Crohn oder einer Colitis ulcerosa Erkrankten und hören deren Krankengeschichte. Das Gefühl des Alleinseins mit einer chronischen Erkrankung kann dabei relativiert werden. Die Selbsthilfegruppen stellen somit ein Angebot an diejenigen Betroffenen dar, bei denen der Wunsch nach mehr Kommunikation, mehr Wissen über die Erkrankung und besseren Umgang mit der Krankheit besteht. So können Ängste vor den scheinbar erdrückenden Auswirkungen der Erkrankungen abgebaut werden. Selbstwertgefühle, die verletzt wurden, können wieder steigen, wenn man feststellt, daß auch andere Menschen in ähnlicher Weise erkrankt sind, und wenn man sieht, wie diese mit ihrer Erkrankung umgehen.

In den USA besteht mit der Crohn's and Colitis Foundation of America (CCFA) eine sehr große, professionell arbeitende und finanziell stark unterstützte Vereinigung der Betroffenen. Die CCFA tritt mit einer ganzen Reihe eigener und sehr guter Publikationen an die Öffentlichkeit, um die neuesten Informationen über die Krankheitsbilder weiterzugeben und in der Öffentlichkeit Verständnis für die Betroffenen zu vermitteln. Durch die finanziellen Möglichkeiten der Vereinigung werden Forschungsprogramme direkt von der CCFA unterstützt.

In Europa haben sich im Herbst 1990 13 europäische Patientenvereinigungen in der EFCCA (»European Federation of Crohn and ulcerative Colitis Associations«) verbunden.

Die *Deutsche Morbus Crohn/Colitis ulcerosa Vereinigung (DCCV) e. V.* ist über ihre Geschäftsstelle in der Paracelsusstraße 15, 51375 Leverkusen (Tel.: 0214/75957; Fax: 0214/75975) zu erreichen.

19 Literatur

Patienteninformation

Bundesarbeitsgemeinschaft Hilfe für Behinderte (Hg.) (1991), Kommunikation zwischen Partnern, Morbus Crohn/Colitis ulcerosa. In: Schriftenreihe der Bundesarbeitsgemeinschaft Hilfe für Behinderte (Kirchfeldstr. 149, 40215 Düsseldorf), Band 245.

Malchow, H. (1988), Colitis ulcerosa, Ein Ratgeber für Patienten und ihre Angehörigen. Verlag Walter de Gruyter, Berlin, New York.

Malchow, H. (1990), Morbus Crohn, Ein Ratgeber für Patienten und ihre Angehörigen. Verlag Walter de Gruyter, Berlin, New York.

Englischsprachige Patientenliteratur

Steiner-Grossman, P./Banks, P. A./Present, D. H. (Hg.) (1992), The New People ... Not Patients. A source book for living with inflammatory bowel disease. Kendall/Hunt Publishing Company, Dubuque/Iowa USA; zu beziehen auch über: Crohn's & Colitis Foundation of America (CCFA) (Anschrift: 444 Park Ave. South, New York, NY 10016-7374)

Brandt, L. J./Steiner-Grossman, P. (1989), Treating IBD. A patient's guide to the medical and surgical management of inflammatory bowel disease. Raven Press, New York.

Hanauer, S. B./Kirsner, J. B. (1985), Inflammatory bowel disease. A guide for patients and their families. Raven Press, New York.

Banks, P. A./Present, D. H./Steiner, P. (1983), The Crohn's disease and ulcerative colitis fact book. Charles Scribner's sons, New York.

Hervorragende **Patienteninformationen** liefern die bisher nur englischsprachig vorliegenden Broschüren der Crohn's and Colitis Foundation of America (**CCFA**). Die Broschüren sind über die o. g. Foundation zu erhalten.
Anschrift: **CCFA**, National Headquarters, 444 Park Avenue South, 11th Floor, New York, NY 10016-7374, USA (Fax (212) 779-4098).

Folgende Themenhefte liegen vor:
- Questions and Answers about Ileitis and Colitis
- Questions and Answers about Diet and Nutrition
- Questions and Answers about Pregnancy
- Questions and Answers about Complications of Ileitis and Colitis
- Questions and Answers about emotional factors
- Questions and Answers about surgery
- Crohn's disease, Ulcerative Colitis and Your child–a patient's guide
- Coping with Crohn's disease and Ulcerative Colitis – for children and teens
- A teacher's guide to Crohn's disease and ulcerative colitis

Auswahl einiger Monographien und Symposiumsbände zum Thema Morbus Crohn und Colitis ulcerosa, die zur Erstellung des Manuskripts herangezogen wurden

Crohn, B. B./Yarnis, H. (1958), Regional ileitis. Grune & Stratton, New York.

Winship, D. H. (Hg.) (1980), Inflammatory bowel disease. The Medical Clinics of North America. Vol 64:6.

Malchow, H. (1983), Morbus Crohn. In: Handbuch der Inneren Medizin Bd. 3/3 B, 5. Aufl., Caspary, W. (Hg.), Springer Verlag, Berlin, Heidelberg, New York.

de Dombal, M./Myren, J./Bouchier, I. A. D./Watkinson, G. (Hg.) (1986), Inflammatory bowel disease, some international data and reflections. Oxford University Press, Oxford, New York, Tokyo.

Kirsner, J. B./Shorter, R. G. (Hg.) (1988), Inflammatory bowel disease. 3rd ed. Lea & Febiger, Philadelphia.

Bayless, Th. M. (Hg.) (1989), Current management of inflammatory bowel disease. B. C. Decker Inc., Toronto, Philadelphia.

Ginsberg, A. L. (Hg.) (1989), Management of inflammatory bowel disease. Gastroenterology Clinics of North America. Vol. 18:1.

Jenss, H. (Hg.) (1990), Morbus Crohn, Neue Therapieansätze, Behandlung von Komplikationen. Schattauer Verlag, Stuttgart, New York.

Allan, R. N./Keighley, M. R. B./Alexander-Williams, J./Hawkins, C. (Hg.) (1990), Inflammatory bowel diseases. 2nd ed. Churchill-Livingstone, Edinburgh, London, Melbourne, New York.

Goebell, H. / Ewe, K. / Malchow, H. / Koelbel, Ch. (Hg.) (1991), Inflammatory bowel diseases. Progress in basic research and clinical implications. Kluwer Academic Publishers, Dordrecht.

Gitnick, G. (Hg.) (1991), Inflammatory bowel disease. Diagnosis and treatment. Igaku Shoin, New York, Tokyo.

Korelitz, B. I./Sohn, N. (1992), Management of Inflammatory bowel disease. Mosby Year Book, St. Louis, Boston, Toronto.

MacDermott, R. P./Stenson, W. F. (1992), Inflammatory bowel disease. Current Topics in Gastroenterology. Elsevier, New York, Amsterdam, London, Tokyo.

20 Glossar

Erklärung von Begriffen, die im Zusammenhang mit chronisch entzündlichen Darmerkrankungen (Morbus Crohn und Colitis ulcerosa) benutzt werden.

Abszeß:
abgekapselte Eiteransammlung, die im Bauchraum, im Bereich des Mastdarmes oder des Afters bei Patienten mit einem Morbus Crohn entstehen kann; mit allgemeinen Zeichen der Entzündung, z. B. hohem Fieber einhergehend.

Adhäsionen:
Verwachsungen durch Narbenstränge, besonders beim Morbus Crohn auftretend und zwei benachbarte Darmschlingen verbindend.

Aktivität:
auch Krankheits- oder entzündliche Aktivität; Summe von Einzelbefunden, um den Grad der Entzündung beim Morbus Crohn abzuschätzen. Es gibt verschiedene Indizes, in die z. B. Häufigkeit von flüssigen Stuhlgängen, Grad der Bauchschmerzen, Körpergewicht im Verhältnis zur Größe, roter Blutfarbstoff und andere Befunde eingehen. Den Befunden werden Punktzahlen zugeordnet, deren Addition eine Gesamtpunktzahl ergibt, die zur Entscheidung über Art und Weise der Behandlung herangezogen wird.

5-Aminosalicylsäure (5-ASA):
stellt die wirksame Komponente des Salazosulfapyridins (Azulfidine, Colo-Pleon) dar. 5-ASA unterscheidet sich von Salazosulfapyridin durch die deutlich geringere Zahl unerwünschter Arzneimittelwirkungen. In verschiedenen Studien wurden günstige Behandlungsergebnisse insbesondere bei Colitis-ulcerosa-Patienten erzielt, sowohl bei

der Anwendung von Tabletten als auch von Zäpfchen und Klysmen. Erste Untersuchungen bei Patienten mit Morbus Crohn haben ebenfalls günstige Therapieresultate durch 5-ASA erbracht. Umfangreichere klinische Studien insbesondere mit größeren Patientengruppen müssen diese ersten günstigen Ergebnisse bestätigen. Wegen seiner guten Verträglichkeit scheint 5-ASA Vorteile in der Behandlung chronisch entzündlicher Darmerkrankungen zu besitzen. Handelspräparate: Claversal, Salofalk, Pentasa, Asacolitin, Dipentum.

Anämie:
Blutarmut; Verminderung der Zahl und/oder des Hämoglobingehaltes (»roter Blutfarbstoff«) der roten Blutkörperchen.

Analabszeß:
Eiteransammlung im Bereich des Darmausganges (siehe Abszeß).

Analfissur:
schmerzhafter, geschwüriger, länglicher Einriß der Haut/Schleimhaut der Aftergegend.

Anastomose:
operativ angelegte (neue) Verbindung, z. B. zwischen zwei Darmschlingen nach Entfernung eines entzündlich veränderten Darmabschnittes.

Ankylosierende Spondylitis
(Bechterew-Krankheit): chronische, entzündliche Krankheit der Wirbelsäulengelenke (einschließlich des Bandapparates der Bandscheiben) und wirbelsäulennaher Gelenke (Rippen-Wirbel-Gelenke, Darmbein-Kreuzbein-Gelenk), die bei einigen Patienten mit Morbus Crohn oder Colitis ulcerosa begleitend auftreten kann. Die Erkrankung betrifft vorwiegend Männer vor dem 30. Lebensjahr; sie führt zu Schmerzen und Versteifungen in den genannten Gelenken, in deren Folge es zu einer typischen »Rundrücken«-Haltung kommen kann. Physikalische Maßnahmen (Krankengymnastik) und antientzündliche Medikamente kommen therapeutisch zur Anwendung.

Aphthen:
entzündliche Schleimhautveränderungen im Mund; sie können als Begleitphänomen beim Morbus Crohn auftreten und bestehen aus

schmerzhaften, etwa linsengroßen, geröteten Defekten der Schleimhaut, die zentral einen gräulich-gelben »Herd« aufweisen.

Arthralgien:
Schmerzen in den Gelenken, häufig begleitend vorkommend bei Patienten mit chronisch entzündlicher Darmerkrankung.

Arthritis:
entzündliche Erkrankung der Gelenke; mit Schmerzen, Überwärmung, Schwellung und Rötung der Gelenke einhergehend.

Astronautendiät
(auch **Elementardiät** oder **vollresorbierbare, chemisch definierte Diät**): flüssige, teilweise synthetische, aus chemisch definierten Bestandteilen zusammengesetzte Nahrung, die im oberen Dünndarm vollständig aufgenommen wird und ballaststofffrei (schlackenfrei) ist. Die »Astronautendiät« ist so zusammengesetzt, daß die Nahrungsbausteine Kohlenhydrate, Eiweiße und Fette in kleinen Bruchstücken vorliegen und vom Dünndarm ohne Mithilfe von Verdauungsenzymen resorbiert werden. Dadurch kommt es zu einem Rückgang von Häufigkeit und Volumen der Stuhlgänge und somit zu einer Ruhigstellung des Darms. Alle lebenswichtigen Substanzen einschließlich Vitamine und Spurenelemente sind in der »Astronautendiät« enthalten. Neben der Ruhigstellung des Darms kommt es zu einer Verbesserung des Ernährungszustands des Patienten. Wegen des schlechten Geschmacks muß die »echte Astronautendiät« über eine Sonde in Magen oder Zwölffingerdarm infundiert werden. Angewandt werden bei dieser Behandlungsform Produkte wie z. B. Peptisorb oder Survimed.

Autoimmunität:
eine entzündliche Reaktion gegen körpereigenes Gewebe. Die Reaktion wird durch bestimmte Zellen (z. B. Lymphozyten) und verschiedene Botenstoffe vermittelt.

Azathioprin:
zellhemmende Substanz, die manchmal bei der Behandlung des Morbus Crohn eingesetzt wird, wenn andere Medikamente versagen. Die Substanz kann die durch Kortison erreichte Ruhephase der Erkrankung verlängern und somit einen »kortisonsparenden Effekt« ausüben (Handelsname: Imurek).

Barium-Einlauf:
Röntgenuntersuchung des Dickdarms und Mastdarms; durch einen Schlauch, der in den Mastdarm eingeführt wird, läuft das Kontrastmittel Bariumsulfat in den Dickdarm. Nach zusätzlicher Luftinsufflation werden Röntgenbilder des Dickdarms angefertigt. Gewebeentnahmen sind bei dieser Untersuchung nicht möglich.

Bechterew-Krankheit:
siehe ankylosierende Spondylitis.

Betamethason:
spezielles Kortisonpräparat in Form von Klysmen; bei Entzündungen des Enddarms oder linksseitigen Dickdarms im Rahmen einer chronisch entzündlichen Darmerkrankung örtlich anzuwenden (Handelsname: Betnesol-Klysmen).

Biopsie:
Gewebeentnahme; bei der Dickdarmspiegelung oder der Magenspiegelung können kleinste Gewebeteile durch das Endoskop hindurch entnommen und unter dem Mikroskop untersucht werden. Diese Untersuchung ist zur Bestätigung der jeweiligen Diagnose unbedingt notwendig. Sie muß auch zum Ausschluß möglicher Zellveränderungen vorgenommen werden, z. B. bei regelmäßigen Kontrollen einer lange bestehenden Colitis ulcerosa.

CDAI
(Crohn's disease activity index): Summe von Einzelbefunden, die bei unterschiedlicher Häufung zur Beschreibung der Aktivität der Crohn-Krankheit herangezogen werden (z. B. Durchfallhäufigkeit, Grad der Bauchschmerzen, Fieber, Gewicht etc.). Es gibt verschiedene, nach ihren Beschreibern genannte Aktivitätsindizes, z. B. den BEST-Index oder den Index nach van HEES (siehe Aktivität).

Cheilitis granulomatosa:
selten beim Morbus Crohn auftretende Begleiterscheinung mit Schwellung von Teilen oder der gesamten Mundlippen.

Colestyramin:
Medikament in Form eines Pulvers, das überschüssige Gallensäuren im Darm zu binden vermag. Die Gallensäuren können manchmal, be-

sonders nach Darmoperationen mit Entfernung der letzten Dünndarmschlinge, zu Durchfällen führen (Handelsname: Quantalan).

Crohn:
Burrill B. Crohn (1884–1984), New Yorker Arzt, der 1932 zusammen mit seinen Kollegen Ginzburg und Oppenheimer die »Ileitis regionalis« erstmals als eigenständiges Krankheitsbild beschrieb.

Dysplasie:
Fehlgestaltung; Differenzierungsstörungen, z. B. von Zellen der Dickdarmschleimhaut, die nach Gewebeentnahmen unter dem Mikroskop erkannt werden können. Schwere Dysplasien können Hinweis auf eine Karzinomentstehung sein; sie müssen Anlaß zu weiteren intensiven Kontrolluntersuchungen oder einem chirurgischen Eingriff sein.

Elementardiät:
siehe Astronautendiät.

Endoskopie:
diagnostische Betrachtung (Spiegelung) von Körperhöhlen oder Hohlorganen (Speiseröhre, Magen, Zwölffingerdarm, Dickdarm) mit einem Endoskop, also mit einem Instrument, das mit Lichtquelle und optischem System ausgestattet ist (siehe Gastroskop, Koloskop).

Enterale Heimernährung:
Ernährung mit einer Elementardiät über einen längeren Zeitraum unter ambulanten Bedingungen. Die Nahrung wird von den Patienten selbst zubereitet und über eine Sonde, deren Spitze im Magen oder Zwölffingerdarm gelegen ist, mittels einer Pumpe kontinuierlich infundiert. Die Patienten können Pumpe und Infusionsbeutel in einer Tasche am Körper tragen und sind somit frei beweglich. Eine regelmäßige ärztliche Kontrolle ist dabei eine wichtige Voraussetzung.

Entzündungsmediatoren:
Substanzen (oft Eiweißstoffe), die von bestimmten Zellen gebildet werden und Teil des Entzündungsprozesses sind. Es besteht ein Netzwerk, in dem viele verschiedene Verbindungen unterschiedliche Zellen stimulieren, die dann ihrerseits weitere »Botenstoffe« freisetzen.

Epidemiologie:
Studium der Häufigkeit und Verteilung von Erkrankungen in der Bevölkerung.

Erythema nodosum
(»Knotenrose«): Begleiterscheinung beim Morbus Crohn; schubweise auftretende, blaurote, schmerzhafte, knotige Verdickung der Haut, besonders an den Unterschenkeln. Diese Hautveränderungen deuten meistens auf eine erhöhte Krankheitsaktivität hin und verschwinden nach intensivierter Behandlung, insbesondere unter der Kortisonbehandlung.

Exazerbation:
neuerliche Verschlimmerung einer bereits bekannten Erkrankung, z. B. Zunahme der Beschwerden und Anstieg der Krankheitsaktivität beim Morbus Crohn; gleichbedeutend mit »entzündlichem Schub«.

Extraintestinale Manifestation:
außerhalb des Darms auftretende Erkrankungen, die begleitend bzw. in enger Verbindung mit den chronisch entzündlichen Darmerkrankungen entstehen (z. B. Gelenkbeschwerden, Hautveränderungen, Augenentzündungen etc.).

Fissur:
länglicher, schmerzhafter, geschwüriger Einriß der Haut oder Schleimhaut; bei Morbus Crohn besonders im Afterbereich.

Fistel:
abnormer, röhrenförmiger Gang, der von einem krankhaft veränderten Hohlraum ausgeht und z. B. an der Körperoberfläche mündet oder zu einem anderen Hohlorgan verläuft. Beim Morbus Crohn gibt es Fisteln vom Darm zur Haut (enterokutane F.), Fisteln vom Darm zu Hohlorganen, z. B. der Harnblase (enterovesikale F). Häufig sind beim Morbus Crohn Fisteln im Afterbereich, entweder blind endend oder mit Anschluß z. B. zum Mastdarm.

Folsäure:
eine dem Vitamin-B-Komplex zugehörige Substanz; als unbedingt notwendiger Nahrungsbestandteil wichtig für die Blutbildung, besonders für die roten Blutkörperchen. Bei Patienten mit chronisch ent-

zündlicher Darmerkrankung, besonders während einer Behandlung mit Salazosulfapyridin (Handelsname: Azulfidine, Colo-Pleon), kann es zu Folsäuremangel kommen. Auch während einer Schwangerschaft kann ein Folsäuremangel durch erhöhten Folsäurebedarf entstehen. Der Mangelzustand kann durch ein entsprechendes Medikament in Tablettenform (Handelsname: Folsan) korrigiert werden.

Fulminant:
mit extremer Schnelligkeit verlaufender Krankheitsprozeß.

Gastroenterologe:
Zusatzbezeichnung für einen Internisten (Arzt für Innere Medizin), der besonders in der Diagnostik und Behandlung von Magen- und Darmkrankheiten sowie Erkrankungen von Leber- und Gallenwegen ausgebildet wurde.

Granulome:
charakteristisches mikroskopisches Bild einer Zellanhäufung in der Darmschleimhaut beim Morbus Crohn; wird in der feingeweblichen Untersuchung ein typisches Granulom gefunden, gilt der Morbus Crohn als bewiesen. Allerdings lassen sich diese Veränderungen mikroskopisch nur in einem bestimmten Prozentsatz nachweisen.

Hämoglobin
(Hb-Wert): roter Blutfarbstoff in den roten Blutkörperchen; kann als Ausdruck einer Blutarmut bei Patienten mit chronisch entzündlicher Darmkrankheit vermindert sein, z. B. durch Blutverlust über entzündlich veränderte Darmabschnitte.

Hickman-Katheter:
spezieller Venenkatheter für die vollständige parenterale (intravenöse) Ernährung. Der Venenkatheter wird in einer kleinen Operation bei örtlicher oder vollständiger Betäubung über eine Vene am Hals oder unter dem Schlüsselbein in die obere Hohlvene eingelegt. Ein dickerer, äußerer Anteil des Katheters wird über eine Strecke von 10 bis 15 cm unter die Haut verlagert und meistens zwischen Brustbein und Brustwarze aus der Haut ausgeleitet. Die Zufuhr der Nährlösung kann dann über diesen Katheter erfolgen. Material und Bau des Katheters gewährleisten, daß er unter Umständen über Jahre hinweg seine Stabilität behält und somit eine langfristige intravenöse Ernäh-

rung ermöglicht. Dieses wird nur einige wenige Patienten betreffen, besonders jene mit hochgradigem Kurzdarmsyndrom.

Hydrocortisonacetat-Schaum:
ein besonderes kortisonhaltiges Präparat auf einer Schaumbasis für die örtliche Anwendung bei chronisch entzündlicher Darmerkrankung mit Befall des Enddarms oder linksseitigen Dickdarms. Die Belästigung durch eine größere, in den Mastdarm eingeführte Flüssigkeitsmenge, wie z. B. bei den Klysmen mit der Folge eines starken Stuhldranges, entfällt bei diesem Präparat (Handelsname: Colifoam Rektalschaum).

Idiopathisch:
ohne bekannte Ursache.

Ileostomie:
Herstellung eines künstlichen Darmausgangs unter Verwendung einer möglichst tiefen Dünndarmschlinge (Ileum) und Ausleitung durch die rechte Unterbauchwand (Ileostoma); bei Patienten mit schwerem Morbus Crohn des gesamten Dickdarms und ausgeprägter Fistelbildung im Mastdarmbereich oder bei Patienten mit totaler Colitis ulcerosa und langem Krankheitsverlauf angewandt.

Ileozökalklappe:
Klappe zwischen letztem Abschnitt des Dünndarms und dem Dickdarm.

Ileozökalresektion:
chirurgisches Vorgehen bei Befall der letzten Dünndarmschlinge und des angrenzenden Dickdarmabschnittes beim Morbus Crohn; ein Teil der letzten Dünndarmschlinge und des aufsteigenden Dickdarmschenkels wird entfernt und eine neue Verbindung zwischen den Darmanteilen hergestellt.

Ileum:
Krummdarm; die unteren 3/5 des Dünndarms, im rechten Mittel- und Unterbauch sowie im kleinen Becken gelegen. Der Endabschnitt des Krummdarms (terminales Ileum) mündet in den Dickdarm.

Ileumafter:
siehe Ileostomie; gleichbedeutend mit Ileostoma.

Ileus:
Darmverschluß, beim Morbus Crohn durch Verengung der Darmlichtung bedingt, hervorgerufen durch den chronisch entzündlichen Prozeß mit narbiger Schrumpfung. Beim Ileus kommt es zur lebensbedrohlichen Unterbrechung der Darmpassage mit heftigen, krampfartigen (»wehenartigen«) Schmerzen und starker Dehnung der vor der Einengung gelegenen Darmschlingen. Meistens muß sofort die Operation durchgeführt werden.

Iliosakralgelenk:
kaum bewegliches Gelenk zwischen Kreuz- und Darmbein. Kann beim Morbus Crohn entzündliche Veränderungen zeigen und Ursache immer wiederkehrender Schmerzen sein. Gezielte Röntgenuntersuchungen der sogenannten Iliosakralfugen können einen solchen Entzündungsprozeß dokumentieren.

Immunologie:
Studium bestimmter körpereigener Reaktionen auf mögliche Krankheitserreger.

Immunsuppressive Medikamente:
Arzneimittel, die die körpereigenen Reaktionen auf Krankheitserreger unterdrücken (z. B. Azathioprin).

Kock-Tasche:
der aus Göteborg stammende Chirurg N. KOCK beschrieb die Technik der Anlage eines »kontinenten Ileostomas«. Dabei legte er aus einer Dünndarmschlinge ein Reservoir an, in das ein Nippel in Form eines Ventils ragt. Der Patient muß das Reservoir mehrmals am Tag mit einem Darmrohr entleeren. Er kann dabei den Stuhl direkt in die Toilette ablassen. Das Stoma wird mit einer kleinen Kappe oder einem Minibeutel abgedeckt. Diese Operationsmethode ist kompliziert. Sie kann bei Patienten nach vollständiger Dickdarmentfernung wegen einer Colitis ulcerosa Anwendung finden. Für Patienten mit einem Morbus Crohn ist die Kocksche Tasche nicht geeignet.

Kolektomie:
Entfernung des Dickdarms; bei Patienten mit totaler Colitis ulcerosa und langjährigem Verlauf oder bei Patienten mit schwerem komplizierten Morbus Crohn des Dickdarms als chirurgische Behandlung angewandt.

Koloskopie:
Spiegelung des gesamten Dickdarms mittels eines flexiblen Endoskops (Koloskop); siehe Endoskopie.

Kolostoma:
chirurgisch angelegte Öffnung des Dickdarms mit Ausleitung nach außen durch die Bauchwand.

Kontinentes Ileostoma:
siehe Kock-Tasche.

Kortison:
antientzündlich wirkendes Medikament, das beim Morbus Crohn und der Colitis ulcerosa bei hoher Krankheitsaktivität eingesetzt wird und dabei gute Behandlungsergebnisse zeigt. Kortison entstammt den Glukokortikosteroiden, die als Hormone im Blut des Menschen in bestimmter Konzentration vorhanden sind. Sie werden in natürlicher Form oder als synthetische Abkömmlinge als Heilmittel eingesetzt; häufig werden Methylprednisolon (Handelsname: Urbason) oder Prednisolon (Handelsname: Decortin H) bei chronisch entzündlichen Darmerkrankungen angewandt. Als Tabletten, Zäpfchen, Einlauf oder Rektalschaum sowie zur intravenösen Gabe verfügbar.

Laktasemangel:
Verminderung oder Fehlen des Enzyms Laktase, das den Milchzucker aufspaltet. Der Dünndarm kann somit nicht den Milchzucker verdauen; es kommt nach Genuß von Milch zu schnell einsetzenden Durchfällen und Bauchschmerzen. Patienten mit einem Morbus Crohn können eine Milchunverträglichkeit entwickeln. Sie müssen dann Milch meiden; bereits vergorene Milchspeisen, wie z. B. Joghurt, sind dagegen verträglich.

Leukotriene:
sehr wirksame chemische Verbindungen (»Mediatoren«), die wäh-

rend des Entzündungsprozesses freigesetzt werden und die das Einwandern weißer Blutkörperchen (Leukozyten) an den Ort der Entzündung begünstigen.

Leukozytose:
Vermehrung der weißen Blutkörperchen; als Ausdruck eines entzündlichen Prozesses bei Patienten mit chronisch entzündlicher Darmerkrankung auftretend.

Meteorismus:
»Blähsucht«; übermäßige Gasansammlung im Magen-Darmtrakt, oft mit Auftreibung des Leibes und Bauchschmerzen verbunden.

Metronidazol:
ein antibiotisch wirkendes Medikament, das besonders bei Patienten mit Morbus Crohn und Fisteln im Afterbereich günstige Wirkungen haben soll. Endgültige Aussagen werden erst nach weiteren großen Untersuchungen möglich sein. Das Medikament muß, um wirksam zu sein, ausreichend hoch dosiert und lange eingesetzt werden. Regelmäßige ärztliche Untersuchungen, insbesondere neurologische Untersuchungen, sind dabei notwendig (Handelsname: Arilin, Flagyl, Clont).

Mucus:
Schleim, weißlich-glasige Substanz, die von der Schleimhaut des Dickdarms gebildet wird und die deutlich vermehrt im oder auf dem Stuhl bei entzündlichen Veränderungen der Schleimhaut (z. B. bei der Colitis ulcerosa) gefunden wird.

Ödeme:
Ansammlung von Gewebewasser, z. B. in den Unterschenkeln mit Schwellung der Beine; manchmal bei Patienten mit einem Morbus Crohn und ausgeprägtem Eiweißverlust über schwer entzündlich veränderte Darmabschnitte auftretend.

Oxalatsteine:
Nieren- oder Harnleitersteine, die aus Kalziumoxalat bestehen und bei Patienten mit einem Morbus Crohn auftreten können; sie sind Folge einer verminderten Aufnahme von Fettsäuren bei ausgedehntem Befall des Dünndarms oder nach Verlust größerer Dünndarmsegmente. Es kommt dabei zu einer vermehrten Aufnahme von Oxal-

säure über die Darmschleimhaut. Die Behandlung besteht in oxalatarmer und gleichzeitig kalziumreicher Kost, um dadurch unlösliches Oxalat im Darm zu erzeugen, das nicht von der Schleimhaut aufgenommen wird.

Parenterale Ernährung:
intravenöse Infusion aller Nahrungsbestandteile (Kohlenhydrate, Eiweiß, Fette, Vitamine, Spurenelemente) über einen Katheter; bei längerer Zufuhr über einen »untertunnelten Katheter« (siehe Hickman-Katheter). Diese Form der Behandlung zur Sicherstellung einer ausreichenden Kalorienzufuhr wird bei Patienten mit schwerer chronisch entzündlicher Darmkrankheit, die sich in schlechtem Ernährungszustand befinden, deren Darm vollständig ruhig gestellt werden muß oder die wegen ihres schlechten Zustandes für eine Operation über längere Zeit vorbereitet werden müssen, angewandt. Diese »künstliche Ernährung« kann, wenn notwendig, über einen langen Zeitraum durchgeführt werden. Nach entsprechender Schulung der Patienten ist diese Form der Ernährung auch unter ambulanten Bedingungen möglich (parenterale Heimernährung). Regelmäßige ärztliche Kontrollen sind unbedingte Voraussetzung. Eine Hauptgefahr bei dieser Behandlungsform besteht in Infektionen, die von dem Venenkatheter ausgehen können.

Perforation:
krankhafte, offene Verbindung zwischen dem Darminneren und der freien Bauchhöhle mit Austritt von Darminhalt; dadurch kann eine gefährliche Entzündung des Bauchfells entstehen. Bedarf der sofortigen Operation.

Perianal:
Umgebung des Afters, die besonders bei Patienten mit einem Morbus Crohn entzündlich verändert sein kann, in der Abszesse oder Fistelmündungen entstehen können.

Peritonitis:
Entzündung des Bauchfells; als Komplikation nach einer Perforation des Magen-Darmtrakts auftretend.

Pouch:
nach Entfernung des Dickdarms angelegtes »Reservoir« aus einer be-

sonders vernähten Dünndarmschlinge, die mit dem Darmausgang verbunden wird. Es bleibt bei dieser Operation keine Dickdarmschleimhaut zurück. Der natürliche Darmausgang bleibt erhalten, ein dauerhaftes Stoma wird somit vermieden. Manchmal wird auch von einem ileo-analen Pouch gesprochen.

Prednisolon:
Medikament aus der Gruppe der Kortisonpräparate (siehe Kortison).

Proktektomie:
chirurgische Entfernung des Enddarms.

Proktokolektomie:
Entfernung des gesamten Dick- und Mastdarms mit der Notwendigkeit der Anlage eines permanenten Ileostomas.

Prostaglandine:
Mediatoren, die im Entzündungsprozeß eine wichtige Rolle spielen und Einfluß auf den Wasser- und Elektrolyt-Verlust über die Darmschleimhaut haben.

Pyoderma gangraenosum:
Hauterkrankung, manchmal in Verbindung mit einem Morbus Crohn oder einer Colitis ulcerosa auftretend; an Armen und Beinen auftretende münzgroße oder größere Gewebeuntergänge, die in tiefere Hautschichten reichen können und unter Narbenbildung abheilen.

Remission:
vorübergehendes Nachlassen chronischer Krankheitszeichen; gleichbedeutend mit Ruhephase der Erkrankung.

Resektion:
operative Entfernung eines entzündlich stark veränderten Darmabschnitts und Herstellung einer neuen Verbindung, z. B. zwischen Dünn- und Dickdarm (Anastomose).

Sakroiliitis:
Entzündung des Kreuzbein-Darmbein-Gelenkes, als Begleiterscheinung beim Morbus Crohn oder der Colitis ulcerosa vorkommend; kann durch Röntgenuntersuchung der Iliosakralfugen festgestellt werden.

Salazosulfapyridin:
entzündungshemmendes Medikament, das beim Morbus Crohn mit Dickdarmbefall und bei der Colitis ulcerosa eingesetzt wird. Um wirksam zu werden, muß das Medikament im Dickdarm durch Bakterien gespalten werden; erst dann wird die wirksame Komponente, die über wahrscheinlich lokale Mechanismen die Entzündung der Darmschleimhaut hemmt, freigesetzt. Das Medikament ist als Tablette, Dragee, Zäpfchen und Klysma verfügbar (Handelsname: Azulfidine, Colo-Pleon).

Spurenelemente:
lebenswichtige, anorganische Elemente, die in geringer Konzentration im menschlichen Körper vorkommen (z. B. Kobalt, Kupfer, Eisen, Mangan, Selen, Zink); bei Patienten mit chronisch entzündlicher Darmerkrankung und schlechtem Ernährungszustand können diese Elemente vermindert sein. Sie können z. B. mit der Elementardiät (»Astronautendiät«) zugeführt werden.

Stenose:
durch den chronisch vernarbenden Krankheitsprozeß beim Morbus Crohn entstandene Einengung des Darms; bei hochgradigen Stenosen besteht die Gefahr eines Darmverschlusses.

Stoma:
vom Chirurgen künstlich geschaffene Hohlorganöffnung zur Körperoberfläche; z. B. Ausleitung der unteren Dünndarmschlinge im rechten Unterbauch (Ileostoma).

Stomatitis aphthosa:
mit Aphthen einhergehende Entzündung der Mundschleimhaut (siehe Aphthen).

Strikturplastik:
chirurgisches Verfahren, bei dem ein kurzer stenosierter Darmabschnitt so eröffnet und vernäht wird, daß eine Erweiterung des Darmlumens resultiert, ohne daß das betreffende Darmsegment entfernt werden muß.

Vitamin B_{12}:
für die Bildung der roten Blutkörperchen wichtiges Vitamin, das im

Bereich des unteren Dünndarms (terminales Ileum) in den Körper aufgenommen wird. Bei ausgedehnten Operationen mit Verlust der gesamten unteren Dünndarmschlinge kann der Körper die Fähigkeit verlieren, Vitamin B_{12} zu resorbieren. Dann muß dieses Vitamin durch intramuskuläre Injektionen in gewissen Zeitabständen ersetzt werden. Die Fähigkeit des Darms, das Vitamin aufzunehmen, läßt sich durch einen bestimmten Test (Schilling-Test) einfach untersuchen.

Zytokine:
Eiweißkörper, die wesentlich als »Botenstoffe« in der Vermittlung des entzündlichen Prozesses beteiligt sind (z. B. verschiedene Interleukine).

Sachregister